suhrkamp taschenbuch 4247

W0077556

90 % der Deutschen sind gesetzlich krankenversichert und spüren die von Politikern und Spezialisten so gern zitierte »Kostenexplosion« im Gesundheitswesen vor allem in ihren eigenen Geldbörsen. Aber warum zahlen die Versicherten eigentlich immer mehr? Sind die gesetzlichen Krankenkassen wirklich pleite? Und was soll man von Konzepten wie Bürgerversicherung und Kopfpauschale halten?

Hartmut Reiners, einer der erfahrensten deutschen Gesundheitsökonomen, eilt dem verwirrten Patienten zu Hilfe und entlarvt in dieser kritischen Einführung Schritt für Schritt die Mythen unseres Gesundheitssystems. Am Ende werden Sie endlich verstehen, worüber sich die Spezialisten, Lobbyisten und Propagandisten bei den immer neuen Gesundheitsreformen eigentlich streiten.

Hartmut Reiners war zwischen 1992 und 2010 Referatsleiter Grundsatzfragen der Gesundheitspolitik im Ministerium für Arbeit, Soziales, Gesundheit und Familie (MAGS) des Landes Brandenburg; zuvor in gleicher Funktion im MAGS Nordrhein-Westfalen. In dieser Eigenschaft war er an der Erarbeitung aller GKV-Reformgesetze seit 1988 beteiligt. Von Juli 1987 bis Februar 1990 war er als Sachverständiger Mitglied der Enquête-Kommission des Bundestags »Strukturreform der Gesetzlichen Krankenversicherung«.

Hartmut Reiners
Krank und pleite?
Das deutsche Gesundheitssystem

Suhrkamp

medizinHuman
Herausgegeben von Dr. Bernd Hontschik
Band 12

Originalausgabe
suhrkamp taschenbuch 4247
Erste Auflage 2011
© Suhrkamp Verlag Berlin 2011
Suhrkamp Taschenbuch Verlag
Druck: Ebner & Spiegel, Ulm
Printed in Germany
Umschlag: Göllner, Michels, Zegarzewski
ISBN 978-3-518-46247-8

1 2 3 4 5 6 – 16 15 14 13 12 11

Krank und pleite?
Das deutsche Gesundheitssystem

Inhalt

Vorbemerkung des Herausgebers

Der Gesetzestext der neuesten, der achten Gesundheitsreform in den letzten zwanzig Jahren ist noch nicht ganz trocken, da wird schon über die nächste diskutiert. Und alle reden mit: Spitzenmedizin für jeden mache das Gesundheitswesen zunehmend unbezahlbar, die Menschen lebten immer länger und verursachten dadurch immer mehr Kosten im Gesundheitswesen, die hohen Lohnnebenkosten seien eine Gefahr für den Standort Deutschland und seine Arbeitsplätze, der wissenschaftliche Fortschritt werde zunehmend unbezahlbar, die Krankenkassenleistungen würden von wenigen skrupellosen Patienten ständig missbraucht, Doppeluntersuchungen, Doktorhopping und Anspruchsdenken trieben die Kosten immer weiter in die Höhe, die Wartezimmer seien voll mit gar nicht wirklich Kranken, und entweder die Ärzteschaft oder die Pharmaindustrie oder beide gegeneinander oder beide zusammen bedienten sich schamlos aus einem immer kleiner werdenden Topf. Kosten, Kosten, Kosten: Kostenexplosion. Und weil mächtige Lobbygruppen jede Veränderung torpedierten, würde alles immer schlimmer.

Vielleicht ist aber alles ganz anders. Vielleicht werden wir seit Jahrzehnten mit Informationen unter dem Stichwort ›Kostenexplosion‹ zugedröhnt, damit hinter dieser Nebelwand eine ganz andere Explosion stattfinden kann, unauffällig, geräuschlos und Zug um Zug. Da braucht es dringend ein Buch, das den Vorhang vor all den Mythen, Verdrehungen und Lügen zur Seite schiebt. Es stellt sich nämlich die Frage, was da eigentlich stattfindet, hinter den Kulissen. Und dabei kommt dann ein grundsätzlicher Bruch mit der bisherigen Grundvereinbarung in unserer Gesellschaft zum Vorschein, ein Paradigmenwechsel.

Während bislang das Gesundheitswesen zu den Bereichen

unseres Gemeinwesens gehörte, in das wir einen Teil unseres Reichtums zum Vorteil für alle Bürger stecken – seit Jahrzehnten konstant und ohne jede Explosion circa zehn bis elf Prozent unseres Bruttoinlandsproduktes –, so steuern wir seit wenigen Jahren mit zunehmender Geschwindigkeit auf eine Gesundheitswirtschaft zu. Da wird nichts mehr hineingesteckt zum Wohle aller, sondern da wird investiert, zum Wohle ganz weniger. Investiert wird nur dort, wo mehr herauskommen kann als hinein. Das nennt man Rendite. Aus Ärzten und Krankenhäusern werden Leistungsanbieter, aus Patienten werden Kunden, aus der medizinischen Tätigkeit wird eine Ware, und alles zusammen findet auf einem ›Gesundheitsmarkt‹ statt, dem neuen Goldenen Kalb, das 250 Milliarden Euro schwer ist. Investoren kaufen Krankenhäuser und Arztpraxen, deren Angebot wird nach der Bezahlung umstrukturiert und nicht an medizinischen Kriterien oder Bedürftigkeit orientiert; und am besten funktioniert dieses Prinzip, wenn ein Konzern sich von oben nach unten, sozusagen einmal vertikal, durchkauft: Krankenversicherung, Krankenhäuser, Arztpraxen und Medizinische Versorgungszentren, Medikamentenproduktion und Apotheken, Herstellung und Vertrieb von Hilfsmitteln, Rehabilitationseinrichtungen, alles in einer Hand. Da lässt sich ein Patient profitabel durchschleusen, die Fälle werden ›gemanagt‹, die Behandlungen finden in den Korridoren der Leitlinien statt, auch die Qualität wird ›gemanagt‹, wie in einer Fabrik. Und was der Rendite im Wege steht, wird nicht angeboten. Das liest sich wie eine Horrorvision. Ist es auch – und zunehmend die Realität in unserem Land.

Um das alles zu verstehen, braucht man Informationen und Faktenwissen. Es ist ein Glücksfall, dass mit Hartmut Reiners ein ökonomisch und politisch erfahrener Autor gewonnen werden konnte, der die Problemstellungen unseres Gesundheitswesens seit Jahrzehnten von innen her kennt.

Hartmut Reiners wurde vor mehr als zehn Jahren durch seine Mitarbeit an dem längst vergriffenen Bestseller »Das Märchen von der Kostenexplosion« bekannt. Für den hier vorliegenden Band 12 der Reihe *medizinHuman* hat er seine Erfahrungen und sein Wissen zur Verfügung gestellt, sogar noch die tiefgreifenden Gesetzesänderungen vom November 2010 eingearbeitet. So ist ein brandaktueller Text entstanden, an dem keine seriöse gesundheitspolitische Debatte vorbeikommen kann.

Was steht einer Humanmedizin eigentlich im Wege, die den Menschen als Lebewesen in all seinen Wirklichkeiten und nicht als defekte Maschine behandelt? Was, außer den Partikularinteressen mächtiger Lobbygruppen, verhindert eine Gesundheitspolitik, die eine funktionierende Solidarität des Gemeinwesens den wirtschaftlichen Profitinteressen weniger voranstellt? Die Lösungen, die wissenschaftlichen, medizinischen und die ökonomischen, politischen Konzepte gibt es längst. Sie sind in der Reihe *medizinHuman* zu finden, die den Anspruch hat, mit jedem einzelnen ihrer Bücher und in ihrer Gesamtheit Theorie und Praxis der Humanmedizin und die politischen Rahmenbedingungen einer sozialen Gesundheitsökonomie miteinander zu verbinden.

Im Dezember 2010
Bernd Hontschik

Einleitung
Das Gesundheitswesen –
ein besonderer Wirtschaftszweig

Die Probleme und Mängel unseres Gesundheitssystems sind seit jeher ein beliebtes Thema in den deutschen Medien. Berichte über »kranke Kassen« (Süddeutsche Zeitung, 14.6.2010) oder ein »krankes System« (Spiegel-Online, 9.9.2010) vermitteln den Eindruck, als hätten wir eine marode medizinische Versorgung. Sind ein paar Krankenkassen in eine wirtschaftliche Schieflage geraten, droht gleich eine »Pleitewelle« (Kölner Stadt-Anzeiger, 14.6.2010). Die in jeder Legislaturperiode des Bundestages anfallenden Reformen im Gesundheitswesen werden als politisches Krisensymptom interpretiert und die Akteure in der Gesundheitspolitik als »kollektiv verantwortungslos« (Der Spiegel 27/2006) an den Pranger gestellt. Glaubt man diesen leichtfertig in Druck gegebenen Schlagzeilen, dürfte man sich kaum noch zum Arzt trauen oder sich auf die Hilfe der Krankenkassen verlassen können. Für eine solche Verunsicherung gibt es aber keinen wirklichen Anlass. Unser Gesundheitswesen ist nicht schwer erkrankt, auch wenn es schwächelt und behandlungsbedürftig ist. Sicher hat die Gesetzliche Krankenversicherung (GKV) finanzielle Schwierigkeiten, aber die Krankenkassen sind kein Fall für den Insolvenzverwalter. Wir haben nach wie vor, trotz ihrer nicht zu leugnenden Defizite, eine leistungsfähige medizinische Versorgung, deren Qualität sich im internationalen Vergleich durchaus sehen lassen kann. Dennoch müssen ihre Finanzierungs- und Versorgungsstrukturen dringend modernisiert werden, um den Anforderungen, die sich aus den Entwicklungen in Medizin und Demographie ergeben, gerecht zu werden. Das sind jedoch keine dramatischen Probleme, sondern prinzipiell lösbare politische Aufgaben, die sich mit spezifischen Variationen auch in anderen modernen Volkswirtschaften stellen.

Seit über 30 Jahren werden wir regelmäßig mit neuen Gesetzen zu den Strukturen und Leistungen unseres Gesundheitswesens konfrontiert, die man fälschlich »Gesundheitsreformen« nennt. Bei diesen politischen Operationen geht es vor allem um die Gesetzliche Krankenversicherung, die sich um die medizinische Versorgung kümmert, also mit der Behandlung und Bewältigung von Krankheiten zu tun hat. Was wir allgemein als Gesundheitswesen bezeichnen – Krankenkassen, Arztpraxen, Krankenhäuser usw. – ist daher eigentlich ein »Krankheitswesen«. Die Strukturprobleme dieses Systems lassen sich nicht mit einem Schlag in einer »großen« Reform lösen, sondern haben eine im Prinzip endlose Kette von Gesetzen zur Folge, die das Gesundheitswesen in einzelnen Punkten neu regulieren. Dabei geht es weniger um Ideallösungen als um Kompromisse, deren Halbherzigkeiten und Zugeständnisse an Sonderinteressen die nächste Reform bereits in sich tragen. Dieser Inkrementalismus ist kein Politikversagen, sondern Konsequenz eines komplizierten Sektors mit einer Vielzahl widerstrebender Interessen. Wer also fordert, man müsse endlich mal eine »richtige Gesundheitsreform« machen, beweist nur, dass er oder sie keine Ahnung von der Komplexität der Gesundheitspolitik hat.

Dort geht es primär um die Steuerung eines Wirtschaftszweiges, bei dem im Unterschied zu den meisten anderen Branchen Anpassungsprozesse an sich verändernde Bedingungen nicht vom Markt, sondern aus guten Gründen von der Politik bzw. dem Gesetzgeber geregelt werden. Das deutsche Gesundheitswesen erwirtschaftet mit 260 Mrd. Euro etwa 10,4 % des Bruttoinlandsprodukts (BIP), der Messgröße für die erwirtschafteten Güter und Dienstleistungen einer Volkswirtschaft. Mit je nach Schätzung zwischen 4,5 und 5

Millionen Arbeitsplätzen bildet es zudem die größte Dienstleistungsbranche mit einem sogar noch ausbaufähigen Jobpotenzial. Diese hohe volkswirtschaftliche Bedeutung des Gesundheitswesens ist allerdings keine deutsche Besonderheit. Ein umfassendes medizinisches Versorgungsangebot für alle Bürger gehört zu den Standards moderner Gesellschaften und wurde in der Sozialcharta der EU ausdrücklich als gemeinsames Merkmal seiner Mitgliedsstaaten festgeschrieben. In den EU-Kernländern bewegt sich der Anteil der Gesundheitsausgaben des Bruttoinlandsprodukts zwischen 8,2 % (Finnland) und 11,0 % (Frankreich). Ein ähnliches Niveau haben Australien, Kanada und Japan. Bei den mittel- und osteuropäischen EU-Ländern wie Polen, Tschechien oder Ungarn liegt diese Quote zwar niedriger (zwischen 6 % und 7,5 %), passt sich jedoch auch dort allmählich der EU-Norm an.

Es ist also nicht nur legitim, sondern absolut notwendig, das Gesundheitswesen als Erwerbszweig und nicht als Wohltätigkeitsveranstaltung zu betrachten. Mutter Teresa und Albert Schweitzer sind keine geeigneten Leitbilder für Pflegekräfte und Ärzte, die mit ihrer hohen Qualifikation gutes Geld verdienen wollen und sollen. Insofern geht die verbreitete Kritik, die Gesundheitspolitik der letzten 30 Jahre habe eine Ökonomisierung des Gesundheitswesens betrieben, an der Sache vorbei. Richtig ist aber, dass die öffentliche Diskussion über Reformen im Gesundheitswesen von einer ökonomistischen Ideologie überlagert wird, die auf die Besonderheiten dieses die Existenz und das Wohlbefinden der Menschen unmittelbar berührenden Wirtschaftszweiges keine Rücksicht nimmt. Mit der unter Ökonomen leider verbreiteten Attitüde »Wenn sich die Realität von unseren Modellen unterscheidet – Pech für die Realität!« werden Patentrezepte der Lehrbuchökonomie propagiert, die sich schon in »normalen« Märkten als nur bedingt tauglich erwiesen haben, im Medizinsystem aber völlig versagen.

So fordern manche Journalisten und Professoren mehr Wettbewerb und Eigenverantwortung im Gesundheitswesen, ohne einen Gedanken auf die erheblichen Risiken und Nebenwirkungen solcher Therapien zu verschwenden. Sie tun so, als gäbe es keinen wirklichen Unterschied zwischen einer Arztpraxis und einem Supermarkt, nur weil es sich in beiden Fällen um Erwerbsbetriebe handelt. Das Gesundheitswesen tickt jedoch ganz anders als die übrigen Wirtschaftszweige. In ihm herrscht das, was Ökonomen »Marktversagen« nennen. Das für effektive Märkte erforderliche mehr oder weniger gleichgewichtige Zusammenspiel von Angebot und zahlungsfähiger Nachfrage funktioniert hier aus verschiedenen, noch zu erläuternden Gründen nicht. Deshalb wird das Gesundheitswesen in allen modernen Gesellschaften vorwiegend mit öffentlichen Geldern finanziert und politisch reguliert. Ein gewisse Ausnahme bildet in dieser Hinsicht das US-Gesundheitswesen, das aber genau deswegen zu den teuersten und zugleich uneffektivsten der Welt gehört, wie noch zu zeigen sein wird.

Im Unterschied zur Marktsteuerung mit ihren anonymen Mechanismen einer »unsichtbaren Hand« (Adam Smith) bestimmen im Gesundheitswesen politische und damit konkreten Akteuren zuzuordnende Entscheidungen über die Ressourcenverteilung. Natürlich möchten zahlreiche Interessengruppen diesen Prozess in ihrem Sinne lenken und versuchen daher, politische Entscheidungen gezielt zu beeinflussen und die öffentliche Debatte in den Medien zu steuern. Von den knapp 2000 beim Bundestagspräsidenten akkreditierten Lobbyisten kümmern sich nach Recherchen des »Spiegel« (30/2006) weit über 400 allein um die Gesundheitspolitik. Hinzu kommen finanziell bestens ausgestattete Stiftungen und Institute, die mit mediengerecht aufgearbeiteten Meldungen und Berichten die politische Agenda zu bestimmen versuchen. Der ehemalige Sozialminister Norbert Blüm (CDU) hat dieses Phänomen schon vor über 20 Jahren mit dem Bonmot beschrieben, Gesundheitspolitik sei »Schwimmgymnastik im Haifischbecken«. Im Job aller Gesundheitsminister(-innen) ist Ärger garantiert, und der liefert dann zuverlässig und reichlich Stoff für Journalisten und Kabarettisten. Die Gesundheitsminister werden für alle möglichen Unzulänglichkeiten im Gesundheitswesen verantwortlich gemacht, selbst wenn sie im konkreten Fall keine Schuld tragen. Wenn z. B. ganze Arztgruppen sich bei der Honorarverteilung durch die Kassenärztliche Vereinigung (KV) benachteiligt fühlen, wälzen sie ihren Ärger nicht auf die dafür zuständigen, von ihnen selbst gewählten KV-Funktionäre ab, sondern stellen Horst Seehofer, Ulla Schmidt oder wer auch immer das Bundesgesundheitsministerium gerade anführt, an den Pranger. Und wenn in einer ländlichen Region Hausärzte ihre Praxis aus Altersgründen schließen und keine Nachfolger bereitstehen, dann beschweren sich die betroffenen Bürger bei der Landesregierung, obwohl diese über keine wirksamen Instrumente zur Behebung dieses Problems verfügt, weil die Sicherstellung der ambulanten Versorgung Sache der Kassenärztlichen Vereinigungen und der Krankenkassen ist. Regierungsparteien können mit gesundheitspolitischen Themen Wahlen verlieren, aber nicht gewinnen, während ihre Gesundheitspolitik den Oppositionsparteien in der Regel eine Steilvorlage nach der anderen gibt. Die Gesundheitspolitiker der jeweiligen Regierungskoalition haben sogar innerhalb ihrer Parteien meist wenig Rückhalt, schon weil es bei Reformen im Gesundheitswesen um komplizierte Sachverhalte geht, die in den Wahlkreisen oft nur schwer zu vermitteln sind.

Für die Medien sind die Wirrnisse der Gesundheitspolitik ein gefundenes Fressen, weil sie eine gute Gelegenheit bieten, Politiker als unfähig und sich selbst als Hüter der Bürgerinteressen zu präsentieren. Talkshow-Moderatoren können sicher sein, mit diesem Thema gute Quoten zu erzielen, auch wenn dort stets dieselben als Experten vorgestellten Leute ihre ebenso beständig wiederholten Thesen verkünden: Das deutsche Gesundheitswesen sei marode, dabei könnten die Politiker doch so einfach für Ordnung sorgen, wenn sie nur auf den Rat ebendieser Fachleute hörten. Dass sich hinter scheinbaren Sachargumenten handfeste wirtschaftliche Interessen verbergen, bleibt den meisten Zuschauern verborgen. Wer weiß schon, dass z. B. Professoren, die als Anwälte von Generationengerechtigkeit auftreten und die Umlagefinanzierung der Gesetzlichen Krankenversicherung schrittweise durch ein Kapitaldeckungsverfahren ersetzen möchten, Institute leiten, die von Aufträgen der von einem solchen Ansparsystem profitierenden Finanzwirtschaft leben? Oder dass Pharma- und Medizingerätefirmen als Patientenverbände firmierende Organisationen sponsern, um ihre Produkte in den Leistungskatalog der Gesetzlichen Krankenversicherung zu drängen? Interessenvertreter präsentieren sich immer als Vollstrecker des Allgemeinwohls. Ärzteverbände und Krankenhausträger fordern natürlich nur deshalb mehr Geld, weil sie sonst die Versorgung der Patienten in Gefahr sehen. Die Pharmakonzerne denken bei ihrer Preispolitik selbstverständlich nicht an ihren Aktienkurs, sondern benötigen ihre überhöhten Gewinnspannen einzig und allein für die Forschung im Dienste der Menschheit. Die Arbeitgeber wollen ihren Anteil an der Krankenversicherungsfinanzierung nicht reduzieren, um Lohnkosten zu sparen, sondern um den Standort Deutschland zu sichern. Politiker vertreten immer das Gemeinwohl und nicht ihre jeweilige Klientel oder parteipolitische Interessen. Und stets werden die Patienten mit hohem Pathos in den Mittelpunkt gestellt, wo sie eigentlich nur im Weg stehen.

Selbst für den gut informierten Leser von »FAZ« oder »Süddeutscher Zeitung« ist das die Gesundheitspolitik bestimmende Geflecht von Rechtsnormen, ordnungspolitischen Grundsätzen, politischer Verantwortung, wirtschaftlichen Interessen und Ideologien kaum zu durchschauen. Die meisten Bürger haben keine Ahnung, wofür ihre Krankenkassenbeiträge genau verwendet werden. Diese Unkenntnis spiegelt sich in Umfragen wieder, in denen Meinungen zur Gesundheitspolitik erkundet werden. Im ZDF-Politikbarometer vom 16. 7. 2010 sahen 82 % der Befragten das größte Einsparpotenzial bei den Verwaltungskosten der Krankenkassen, die aber nur 5 bis 6 % ihrer Ausgaben ausmachen und bereits einer Begrenzung unterliegen. Weitere 68 % der Befragten machten das Verhalten der Versicherten verantwortlich, von denen tatsächlich aber nur 20 % über 80 % der Ausgaben auf sich ziehen, allesamt schwer oder chronisch Kranke, die selbst kaum Einfluss auf die Behandlungsabläufe nehmen können. Bei den zentralen Versorgungsinstanzen hingegen, den Ärzten und Krankenhäusern, sehen nur 24 bzw. 26 % der Befragten ein relevantes Einsparpotenzial. Der Gesundheitsmonitor der Bertelsmann Stiftung förderte – ebenfalls im Juli 2010 – zutage, dass auch Bürger, die sich für gut informiert halten, diesen Fehleinschätzungen unterliegen.

In diesen Erhebungen spiegelt sich die eigentlich erfreuliche Tatsache wieder, dass die meisten Deutschen nur über ihre Krankenkasse und den Hausarzt regelmäßigen Kontakt mit dem Gesundheitswesen haben. Die Kassen machen sich durch steigende Beiträge auf dem Gehaltsstreifen bemerkbar, und die Wartezimmer scheinen mit Rentnern gefüllt zu sein, die eher einen Seelsorger oder Sozialarbeiter als einen Arzt benötigen. Diese Alltagserfahrungen erwecken den Eindruck, dass man genau an diesen Stellen auch am meisten sparen könnte. Das aber ist ein großer Irrtum.

Mit dem vorliegenden Buch möchte ich politisch interessierten Lesern einen Einblick in die Grundzusammenhänge der deutschen Gesundheitspolitik geben, damit sie in Zukunft besser verstehen können, worüber sich Politiker, Publizisten und Funktionäre des Gesundheitswesens bei Anne Will, Maybrit Illner oder Frank Plasberg eigentlich streiten. Das ist ein anspruchsvolles Unterfangen, weil wir eines der kompliziertesten Gesundheitssysteme der Welt haben, in dem auch Fachleute leicht den Überblick verlieren können. Die Gesetzessammlungen zum Gesundheitswesen enthalten Bestimmungen aus acht verschiedenen Sozialgesetzbüchern sowie zahlreiche weitere Gesetze und Rechtsverordnungen wie etwa das Krankenhausfinanzierungsgesetz oder die Arzneimittelpreisverordnung. Einen solchen Reichtum an Rechtsvorschriften kennt kein anderes Gesundheitswesen. Die Trennung in Private und Gesetzliche Krankenversicherung, das System von 160 miteinander konkurrierenden, gleichwohl dem Gemeinwohl verpflichteten Krankenkassen, die strikte Trennung zwischen ambulanter und stationärer Versorgung sowie das ordnungspolitische Prinzip der Selbstverwaltung erfordern zahlreiche Rechtsnormen für Angelegenheiten, die in anderen Gesundheitssystemen per Regierungsdekret erledigt werden, wenn es dort überhaupt entsprechenden Regelungsbedarf gibt. So kennt man auch nur in Deutschland eine eigenständige Sozialgerichtsbarkeit.

Das deutsche Gesundheitswesen hat drei ordnungspolitische Merkmale, die es in dieser Zusammenstellung sonst nirgendwo gibt und die die Gesundheitspolitik bei uns so kompliziert machen. Diese Besonderheiten werde ich im ersten Kapitel erläutern. Zum einen leistet Deutschland sich als einziges europäisches Land ein duales System von Privater und Gesetzlicher Krankenversicherung, das aus sozialer wie aus ökonomischer Sicht keinen Sinn macht. Daraus ergeben sich ebenso spezielle Probleme wie aus der zweiten Besonderheit unseres GKV-Systems, seiner Gliederung in konkurrierende Kassen, die es sonst nur noch in den Niederlanden und der Schweiz gibt. Ein solcher Kassenwettbewerb bedarf besonderer Regulierungen, um keine selbstzerstörerischen Kräfte zu entwickeln. Eine dritte Spezialität ist die Delegation von Aufgaben an die gemeinsame Selbstverwaltung der Institutionen des Gesundheitswesens, die in anderen Gesundheitssystemen von Regierungsbehörden wahrgenommen werden. Dazu gehören die Konkretisierung des im Gesetz nur allgemein festgelegten Leistungsrahmens der Gesetzlichen Krankenversicherung, die Sicherstellung der ambulanten Versorgung sowie die vertragliche Umsetzung der gesetzlichen Vorgaben für die Vergütungen der Ärzte, Krankenhäuser und Apotheken bzw. Arzneimittelhersteller.

Im zweiten Kapitel werde ich den Fragen nachgehen, weshalb die Krankenkassen immer höhere Beitragssätze erheben und ob wir damit rechnen müssen, dass unser GKV-System wegen der demographischen Entwicklung und des medizinischen Fortschritts in absehbarer Zeit nicht mehr finanzierbar sein wird. Dazu gibt es zahlreiche düstere Szenarien, die eines gemeinsam haben: Sie beruhen eher auf Spekulationen als auf wissenschaftlich gesicherten Erkenntnissen. Keine Frage, hier gibt es Probleme. Für deren Lösung stehen dem deutschen Gesundheitswesen aber mittlerweile Instrumente zur Verfügung, die nur noch effektiv genutzt werden müssen. Die so hart gescholtenen GKV-Reformen von 2003 und 2007 haben in Fragen der Qualitätssicherung und der Umsetzung des medizinischen Fortschritts Verbesserungen gebracht, auch wenn es in der Praxis noch viele Umsetzungsprobleme gibt.

Das wohl schwierigste und konfliktreichste Thema der Gesundheitspolitik ist die Vergütung der Ärzte, Krankenhäuser und Arzneimittelhersteller, um die es im dritten Kapitel gehen soll. Hier bewegen sich die Reformen in einer

Endlosschleife, die sich vor allem um das Spannungsverhältnis von Mengen und Preisen dreht. Unsere Ärztinnen und
Ärzte verdienen gutes Geld und haben ein Durchschnittseinkommen, von dem die meisten Akademiker nur träumen
können. Aber das Honorierungssystem ist völlig intransparent und wird nur noch von wenigen Fachleuten wirklich
verstanden. Dennoch werde ich versuchen, zumindest die
wesentlichen Abläufe bei der Verteilung der für die Kassenärzte, Krankenhäuser und die Arzneimittelversorgung vorgesehenen Budgets der Krankenkassen darzustellen.

Kapitel 4 beschäftigt sich mit den Finanzierungsproble-
men der Gesetzlichen Krankenversicherung und der Streit-
frage, ob ihre solidarische Umlagefinanzierung überhaupt
noch funktionieren kann. Zu diesem System werden in der
Öffentlichkeit eine Reihe von Alternativen diskutiert, wie
z. B. die Einführung einer Kopfpauschale, die Umstellung der
GKV-Finanzierung auf ein Kapitaldeckungssystem oder die
Erhöhung von Zuzahlungen der Patienten. Diese Priva-
tisierungen gesundheitlicher Risiken sind jedoch nicht nur
unsozial, sie bieten auch keine nachhaltige ökonomische Perspektive, weil sie die Ausgabenzuwächse der Krankenkassen
einer wirksamen Kontrolle entziehen und auf die Versicherten abwälzen. Außerdem basieren sie auf der falschen Behauptung, steigende Arbeitgeberbeiträge seien eine Wachs-
tumsbremse und gefährdeten die Wettbewerbsfähigkeit der
deutschen Wirtschaft. Dieses substanzlose Dogma prägt
auch die Politik der gegenwärtigen Bundesregierung. Ihr
GKV-Finanzierungsgesetz (GKV-FinG) höhlt die Finanz-
grundlagen der gesetzlichen Krankenversicherung schrittweise aus, anstatt sie nachhaltig zu sichern.

Im fünften Kapitel beschäftige ich mich mit Alternativen
zur Gesundheitspolitik der gegenwärtigen schwarz-gelben
Koalition. Dazu werde ich drei Reformprojekte skizzieren,
die angepackt werden müssen, um auch in Zukunft für alle

Bürger eine bezahlbare und gute medizinische Versorgung sicherstellen zu können. Zum einen kann dies nur ein einheitliches und solidarisches Krankenversicherungssystem für die gesamte Bevölkerung gewährleisten. Ferner müssen die medizinischen Versorgungsstrukturen modernisiert werden. Ohne eine gezielte Förderung der hausärztlichen Versorgung, der Integration ambulanter und stationärer Einrichtungen sowie der Kooperation von Ärzten mit nichtärztlichen Berufen des Gesundheits- und Sozialwesens werden wir weder die Versorgungslücken in ländlichen Regionen schließen noch die sich aus der demographischen Entwicklung ergebenden Anforderungen bewältigen können. Diese Aufgabe steht in direktem Zusammenhang mit einer Neuordnung der Zuständigkeiten für die Bedarfsplanung und Sicherstellung der Versorgung. Diese Projekte stoßen jedes für sich auf ein komplexes politisches Entscheidungssystem mit vielen Fallstricken, die man kennen muss, um Reformen durchsetzen zu können. Dazu bedarf es eines langen Atems und einer hohen Frustrationstoleranz, da es nur selten gelingt, auch allgemein als sinnvoll anerkannte Reformprojekte im ersten Anlauf durchzusetzen. Es gilt der Grundsatz »Nach der Reform ist vor der Reform«.

Kapitel 1

Privat oder Kasse?
Merkmale und Merkwürdigkeiten
des deutschen Gesundheitssystems

Das deutsche Gesundheitssystem
im internationalen Vergleich

Unser Gesundheitswesen basiert auf einem dualen Krankenversicherungssystem. Zwar unterliegen erst seit 2008 alle Einwohner einer allgemeinen Krankenversicherungspflicht, doch auch vorher waren bereits so gut wie alle Bürger krankenversichert, 90 % in einer gesetzlichen (GKV), die restlichen 10 % in einer privaten Krankenversicherung (PKV). Diese ökonomisch wie sozial nicht begründbare Trennung der Bevölkerung in Kassen- und Privatpatienten ist in Europa ein Unikum. Überhaupt weist unser Gesundheitswesen im Vergleich zu denen anderer europäischer Länder eine Reihe von Besonderheiten auf. Nur in einem Punkt stimmt es mit ihnen überein: Es wird vorwiegend öffentlich finanziert. Dieser für so gut wie alle hochentwickelten Länder geltende Sachverhalt ist, obzwar das Ergebnis politischer Entscheidungen, alternativlos, wenn der für Zivilgesellschaften selbstverständliche Anspruch erfüllt werden soll, allen Bürgern den Zugang zu einer angemessenen medizinischen Versorgung zu garantieren. Das Gesundheitswesen ist nun einmal ein besonderer Wirtschaftszweig, der anders funktioniert als andere Branchen und für die Marktwirtschaft nicht taugt, nicht nur in Deutschland, sondern weltweit.

In Europa werden nach Angaben der internationalen Wirtschaftsorganisation OECD zwischen 70 und 80 % der

Gesundheitsausgaben aus öffentlichen Geldern (Steuern und Sozialabgaben) finanziert. Der Rest wird von privaten Haushalten in Form von Zuzahlungen zu den öffentlichen Leistungen, Versicherungsprämien oder Barzahlungen getragen. Auch Länder wie Australien, Kanada oder Japan liegen auf diesem Niveau, wie die nachstehende Tabelle zeigt. Allerdings ist es in den einzelnen Ländern nicht immer einfach, die privaten von den öffentlichen Ausgaben abzugrenzen. Die für internationale Vergleiche üblicherweise verwendeten Daten der OECD setzen die öffentliche Finanzierungsquote der Gesundheitsausgaben eher zu niedrig als zu hoch an, wie folgende Beispiele zeigen:

- In Frankreich deckt die staatliche Sozialversicherung nur 75 % der Behandlungsausgaben ab. Für den Rest haben fast alle Franzosen eine u. a. von den Gewerkschaften angebotene Zusatzversicherung (»Mutualité«), die für die unteren Einkommensgruppen sogar obligatorisch ist. Man könnte daher auch diese meist von gemeinnützigen Zusatzversicherungen getragenen Aufwendungen teilweise den öffentlichen Ausgaben zurechnen.

- Zum öffentlichen Anteil der Gesundheitsausgaben in den Niederlanden machen die OECD-Daten neuerdings keine Angaben mehr, weil dort 2006 die privaten Krankenversicherungen in ein einheitliches Krankenversicherungssystem für alle Bürger überführt wurden, das mit einer Mischung aus Arbeitgeberanteilen, einkommensbezogenen Beitragssätzen, Kopfpauschalen und Steuerzuschüssen für niedrige Einkommensgruppen finanziert wird. Zudem haben dort alle Krankenversicherungen den rechtlichen Status eines Privatunternehmens, was die statistische Zuordnung zu »privat« oder »öffentlich« zusätzlich erschwert. Die damit verbundenen methodischen Erfassungsprobleme sind offenbar so gravierend, dass die OECD darüber gegenwärtig keine Daten veröffentlicht.

- In der Schweiz erhalten die meisten Versicherten staatliche Zuschüsse zu den von ihnen zu zahlenden Kopfpauschalen, die in den einzelnen Kantonen des Landes unterschiedlich hoch und statistisch schwer zu erfassen sind. Vor allem die nördlichen Kantone der Schweiz dürften einen deutlich über dem von der OECD angegeben öffentlichen Finanzierungsanteil von 60 % haben.

- Auch der mit 45,4 % scheinbar niedrige Anteil der öffentlichen Gesundheitsausgaben in den USA muss relativiert werden. Die meisten Arbeitnehmer sind dort über betriebliche »health plans« krankenversichert, die ihre Arbeitgeber mit privaten bzw. gemeinnützigen Versicherungen abschließen. Deren nach der Risikostruktur der jeweiligen Belegschaft kalkulierte Budgets werden daher zu den privaten Gesundheitsausgaben gerechnet. Allerdings können die Arbeitgeber die damit verbundenen Aufwendungen steuerlich geltend machen. Berücksichtigt man diese fiskalischen Vergünstigungen, kommt man in den USA auf einen öffentlichen Finanzierungsanteil der Gesundheitsausgaben von ca. 60 %.

Gesundheitsausgaben im internationalen Vergleich (2007)

Land	Gesundheitsausgaben		
	in % des BIP	pro Kopf in USD *	Öffentl. Ausg. in %
USA	16,0	7290	45,4
Frankreich	11,0	3601	79,0
Schweiz	10,8	4417	59,3
Deutschland	10,4	3588	76,9
Kanada	10,1	3895	70,0
Niederlande	9,8	3837	N.N.**
Schweden	9,1	3323	81,7
Italien	8,7	2686	76,5
Australien	8,7	3763	76,4
Großbritannien	8,4	2992	81,7
Japan	8,1	2581	81,3
Polen	6,4	1035	70,8

* Nach Kaufkraftparität gewichtet
** Letzte Angaben für 2002: 62,5 %
Quelle: OECD Health Data 2010, eigene Zusammenstellung

Die OECD-Daten zeigen, dass das deutsche Gesundheitswesen zwar eines der finanziell am besten ausgestatteten, aber keineswegs das teuerste Europas ist, wie man gelegentlich lesen kann. Zwar ist der Anteil der Gesundheitsausgaben am Bruttoinlandsprodukt (BIP) bei uns relativ hoch, aber das ist eine nur bedingt geeignete Messlatte für internationale Vergleiche, weil in sie auch die allgemeine Wirtschaftskraft eines Landes einfließt. Australien z. B. hat höhere Gesundheitsausgaben pro Kopf als Deutschland, aber eine deutlich niedrigere BIP-Quote, weil es eine höhere Wertschöpfung pro Einwohner aufweist. Bei den Pro-Kopf-Ausgaben für Gesundheit liegt Deutschland etwa auf gleichem Niveau mit Frankreich, den Niederlanden oder Schweden. Ebenso wenig ist die Höhe der Gesundheitsausgaben ein Indikator für die Qualität eines Gesundheitssystems, wie auch die OECD betont. Die USA z. B. geben pro Kopf doppelt so viel für ihr Gesundheitswesen aus wie Deutschland oder Frankreich, insgesamt 16 % ihres BIP. Und dennoch ist dies kein Zeichen einer besonders guten medizinischen Versorgung, sondern Ausdruck einer bizarren Kombination von Mangel und Verschwendung.

In den USA kommen neben dem Militär nur die über 65-Jährigen in der staatlichen Krankenversicherung »Medicare« sowie Behinderte und Sozialhilfeempfänger über das ebenfalls staatliche Programm »Medicaid« in den Genuss einer öffentlich finanzierten Absicherung von Krankheitsrisiken. Etwa 50 % der US-Bürger haben eine von ihren Arbeitgebern für die gesamte Belegschaft abgeschlossene Krankenversicherung von sehr unterschiedlichem Umfang, je nach Bundesstaat und Unternehmen. 15 % der Bevölkerung hatten bis zu Obamas Gesundheitsreform überhaupt keinen Krankenversicherungsschutz. Weitere geschätzte 20 % sind in riskanter Weise unterversichert, was sich insbesondere in den mittleren Einkommensgruppen zu einem schwerwie-

genden Problem entwickelt hat. Immer mehr US-Bürger
können sich wegen ihrer hohen gesundheitlichen Risiken
keine Krankenversicherung mehr leisten oder müssen sich
deshalb verschulden. Schwere Krankheitsfälle in der Familie
sind in den USA der häufigste Grund für Privatinsolvenzen,
die auch gut situierte Personen treffen können, wenn Behandlungskosten von 100 000 US-Dollar und mehr anfallen.
Da die Krankenhäuser die Rechnungen bei den entsprechenden Patienten oft gar nicht oder nur teilweise eintreiben können, fließen diese Fehlbeträge in die Gesamtkalkulation der
Leistungsvergütungen ein, eine sehr irrationale Form der
Umverteilungsfinanzierung.

Das ist einer der Gründe, wenngleich nicht der wichtigste,
die das amerikanische Gesundheitswesen zum mit Abstand
teuersten der Welt machen (siehe Tabelle). Die Pro-Kopf-
Ausgaben für Gesundheitsleistungen sind dort doppelt so
hoch wie in Deutschland und fast drei Mal so hoch wie in
Japan. Eine Studie des Commonwealth Fund, eines der größten Sozialforschungseinrichtungen der USA, aus dem Jahr
2007 zeigt, dass in den USA die Krankenhausaufenthalte pro
Tag vier Mal so teuer, die Krankenhaus-Fallkosten um 140 %
und die Arzneimittelausgaben pro Kopf um 67 % höher sind
als in Deutschland, und nach einer Untersuchung der OECD
liegen auch die Ausgaben für ambulante Behandlungen in
den USA drei Mal so hoch wie in Deutschland, Frankreich
oder Japan. Außerdem betragen die Verwaltungskosten
mehr als das Doppelte vom Durchschnitt der OECD-Länder.

Ein Grund für das hohe Kostenniveau des US-Gesund-
heitswesens liegt darin, dass die »overhead costs« mit zunehmender Deregulierung und Privatisierung erfahrungsgemäß
eher steigen als fallen. Und die OECD nennt noch eine zweite, bedeutsamere Ursache: In den USA gibt es im Unterschied
zu den öffentlich finanzierten und regulierten Gesundheitssystemen Europas, Kanadas, Australiens und Japans keine

wirklich effektiven Preis- und Mengenkontrollen für medizinische Leistungen. Ohne solche Steuerungsinstrumente geraten die Ausgaben für Ärzte, Krankenhäuser und Arzneimittel jedoch aus den Fugen. Das gilt prinzipiell für jedes Gesundheitswesen dieser Welt, nur verfügen die öffentlichen Gesundheitssysteme über mehr oder weniger wirksame politische Eingriffsmöglichkeiten.

Marktversagen im Gesundheitswesen

Die Tatsache, dass das Gesundheitswesen in hochentwickelten Ländern überwiegend aus öffentlicher Hand finanziert wird, hat soziale, aber auch ökonomische Gründe. Die Absicherung finanzieller Risiken im Krankheitsfall gehört zu den Standards moderner Gesellschaften. Kein ernst zu nehmender Politiker oder Wissenschaftler wird das bestreiten. Selbst der bekennende Feind des Sozialstaats Friedrich A. von Hayek, ein Stammvater des Neoliberalismus und Hausheiliger Maggie Thatchers, hielt eine allgemeine Krankenversicherungspflicht schon deshalb für notwendig, weil sonst viele Menschen, wie er meinte, »der Allgemeinheit zur Last fielen«. Hayek schwebte dabei vermutlich keine soziale, sondern eher eine private Krankenversicherung vor. Das Problem ist nur, dass sich viele Menschen eine nach gesundheitlichen Risiken kalkulierte private Krankenversicherung gar nicht oder nur mit staatlichen Zuschüssen leisten könnten. Zudem herrscht im Gesundheitswesen ein Marktversagen, das ohne politische Eingriffe zu sozialen Verwerfungen und überhöhten Ausgaben führt. Dafür sind zwei grundlegende Sachverhalte verantwortlich: die ungleichen Gesundheitschancen in der Bevölkerung und die wirtschaftliche Dominanz der Anbieter medizinischer Leistungen.

Die Chancen, gesund zu bleiben und Krankheiten zu be-

wältigen, sind grundsätzlich von zwei Faktoren abhängig, die
vom Individuum gar nicht oder nur in geringem Maß zu beeinflussen sind: den genetischen Anlagen und den sozialen
Chancen. Nicht alle Raucher haben eine verkürzte Lebenserwartung, wie die Beispiele Helmut Schmidt und Winston
Churchill zeigen. Das liegt nicht allein an den Genen. Bevölkerungsgruppen mit gehobenem Bildungs- bzw. Einkommensniveau haben in allen Lebensphasen einen deutlich
besseren Gesundheitszustand und eine höhere durchschnittliche Lebenserwartung als Gruppen mit einem niedrigeren
Sozialstatus. Kaum ein anderes sozialmedizinisches Problem
ist empirisch so gut belegt. So stellt die Gesundheitsberichterstattung des Bundes fest: »Leiden wie Schlaganfall, chronische Bronchitis, Schwindel, Rückenschmerzen und Depres-
sionen sind in den unteren sozialen Schichten sowohl bei
Frauen wie Männern häufiger als in der oberen Schicht.«
Länder wie die USA und Großbritannien mit einer stärker
ausgeprägten sozialen Ungleichheit haben eine größere
Spannbreite im Gesundheitszustand der Bevölkerung als
Länder mit einer eher egalitären Bildungs- und Sozialstruk-
tur wie Skandinavien, die Niederlande oder Australien.

Zur Illustrierung schichtspezifischer gesundheitlicher Be-
nachteiligungen in eigentlich reichen Ländern muss man gar
nicht einmal auf spektakuläre Beispiele wie das aus dem Jahr
1990 zurückgreifen, in dem nachgewiesen wurde, dass in
Harlem, einem sozialen Brennpunkt von New York City, die
Sterberate in den meisten Altersklassen höher lag als in ländlichen Regionen von Bangla Desh. Selbst innerhalb relativ
homogener und gut situierter Bevölkerungsgruppen gibt es
soziale Unterschiede. Ebenfalls 1990 stellte eine Studie über
den Gesundheitszustand von 17 000 Regierungsbeamten in
London fest, dass die Sterberate bei den unteren Dienstgra-
den drei Mal so hoch war wie bei den Spitzenbeamten. Hagen Kühn (Wissenschaftszentrum Berlin) hat in einer Be-

standsaufnahme der Präventionspolitik in den USA sogar gezeigt, dass dieselben Maßnahmen zur Gesundheitsförderung schichtspezifisch unterschiedliche Effekte haben. Programme, die bei Mittel- und Oberschichten erfolgreich sind, versagen bei unterprivilegierten Bevölkerungsgruppen und umgekehrt.

In einem privaten Krankenversicherungssystem mit risikobezogener Beitragskalkulation müssten untere Einkommensschichten wegen ihrer gesundheitlichen Beeinträchtigungen demnach besonders hohe Prämien zahlen, die ihre Zahlungsfähigkeit bei weitem übersteigen. Der Anspruch, eine ausreichende medizinische Versorgung für die gesamte Bevölkerung zu gewährleisten, könnte in einem solchen System nur mit erheblichen Zuschüssen des Staates für die Versicherung der unteren und mittleren Einkommensgruppen eingelöst werden. Das bestreiten auch die Befürworter einer »PKV für alle« nicht. Damit hat sich jedoch der Grundsatzstreit, ob das Gesundheitswesen aus privaten oder öffentlichen Mitteln finanziert werden soll, eigentlich erledigt. Ohne eine überwiegend aus Steuern und Sozialabgaben gespeiste Finanzierung lässt sich kein modernes Gesundheitswesen mit dem Anspruch auf umfassende medizinische Versorgung für die gesamte Bevölkerung organisieren.

Dennoch bestreiten in Deutschland etliche Ökonomen diesen Zusammenhang. Sie behaupten, dass generell nur das von politischen Einflüssen freie Zusammenspiel von Angebot und Nachfrage auf dem Markt den Bedarf der Menschen angemessen widerspiegelt und so das wirtschaftliche Optimum erreicht werden kann. Nach ihrer Überzeugung kommt es im deutschen Gesundheitswesen zu gravierenden Fehlverwendungen von Ressourcen, weil sich im GKV-System die Präferenzen der Versicherten nicht direkt am Markt durch ihre individuelle Nachfrage offenbaren, sondern durch einen festen Leistungskatalog mit vorgegeben Preisen

staatlich reglementiert würden. Diese Auffassung basiert auf
dem Dogma, der Markt sorge immer und überall für eine
effektive und effiziente Ressourcenverteilung, während politische Regulierungen das genaue Gegenteil bewirkten. Diese
Lehre von der ubiquitären Überlegenheit marktwirtschaftli-
cher Regulierungen im Gesundheitswesen wird ohne die ge-
ringste empirische Grundlage in diversen Gutachten verkündet, die Organisationen wie z. B. die vom Arbeitgeberverband Gesamtmetall finanzierte Initiative Neue Soziale
Marktwirtschaft oder die der FDP nahestehende Friedrich-
Naumann-Stiftung in Auftrag gegeben haben.

Nach dieser Auffassung haben Konsumenten und Produzenten auf allen Märkten jeweils autonome Kosten-Nutzen-
Vorstellungen, die sich auf dem Markt treffen und so zur
quasi objektiven Preisbestimmung eines Gutes führen. Wenn
die Nachfrage das Angebot übersteigt, steigen die Preise, im
umgekehrten Fall sinken sie. So sieht die heile Welt der Lehrbuchökonomie mit einem vollkommenen Wettbewerb aus,
den es aber nirgendwo und erst recht nicht im Gesundheitswesen gibt. Dort kann es grundsätzlich nicht zu jenem Aus-
pendeln von Angebot und Nachfrage kommen, weil es ein
prinzipielles Ungleichgewicht zugunsten der Anbieter medizinischer Leistungen gibt. In einer 1990 veröffentlichen Befragung von 300 Gesundheitsökonomen in den USA und
Kanada teilten 81 % von ihnen die Auffassung, dass Ärzte
die Nachfrage nach ihren eigenen Leistungen stark beein-
flussten. Sie betrachteten das Gesundheitswesen als einen
von den Anbietern dominierten Wirtschaftszweig, der ein
Gleichgewicht von Angebot und Nachfrage grundsätzlich
nicht kennt. Begründet wurde dies mit dem großen Informa-
tionsgefälle zwischen Ärzten und Patienten sowie mit der
überragenden Stellung von Medizinern im Gesundheitswesen, die ihnen eine grundsätzliche Überlegenheit bei der
Durchsetzung ihrer ökonomischen Interessen gebe. Demge-

genüber befänden die Patienten sich meist in einer relativ
schwachen Position.

Diese These ist mittlerweile in der internationalen Debatte zur Gesundheitsökonomie Allgemeingut, wird aber in
Deutschland von diversen Ökonomieprofessoren und Wirtschaftsjournalisten noch immer bestritten. Eine systematische Anbieterdominanz gebe es im Gesundheitswesen nicht,
so behaupten sie, weil die Patienten sehr wohl in der Lage
seien, eigenständig und unbeeinflusst von den Ärzten ihre
Nachfrage nach medizinischen Leistungen zu bestimmen.
Heike Göbel, Chefin der FAZ-Wirtschaftsredaktion, fasst
diese Argumentation zusammen, indem sie fordert, »dass
die Steuerung der Gesundheitsleistungen möglichst über
Preise erfolgt. Das beginnt mit dem mündigen Patienten. Er
wägt ab, welche Kasse ihm für seine Prämie am meisten bietet. Er zahlt seinen Beitrag wie die Arztrechnung selbst und
reicht diese dann der Kasse ein. Das schafft Anreiz, Angebote zu vergleichen, und macht Kosten sichtbar. Beides elemen-
tare Voraussetzungen für eine bessere Ausgabenkontrolle –
und für ein Gesundheitssystem, das den Versicherten als
Kunden sieht« (FAZ, 8. 10. 2009). Mit anderen Worten:
Kranke sollen, bevor sie zum Arzt gehen, wenn schon kein
Medizinstudium absolviert, so doch eine intensive Google-
Abfrage über ihr Leiden gemacht haben, das sie dadurch womöglich überhaupt erst entdecken. Dann müssen sie sich
auch noch in die ärztliche Gebührenordnung einarbeiten,
um zu entscheiden, welche Therapie sie sich leisten können
oder wollen. Wenn sie diese Recherchen abgeschlossen haben und noch nicht wegen akuter Beschwerden in die Not-
fallambulanz eingewiesen wurden, machen sie sich endlich
auf die Suche nach einem Arzt, der bereit ist, sie zu ihren
Preisvorstellungen zu behandeln. Ganz so, als hätten sie darüber zu entscheiden, sich einen neuen LCD-Fernseher zuzu-
legen oder doch besser ihr altes Röhrengerät vorerst zu behalten.

Diese Phantasiewelt eines Gesundheits-Supermarktes hat einen gewaltigen Haken. Arztpraxen und Krankenhäuser sind keine Basare, auf denen über Preise gefeilscht wird. Auch sind wir leider noch nicht so weit, uns Krankheiten nach Plan zu gestatten. Knochenbrüche, Herzattacken und Nierensteine kündigen sich dummerweise nicht so rechtzeitig an, dass wir vorher noch das Preis-Leistungs-Verhältnis der infrage kommenden Ärzte und Krankenhäuser checken können. Eine international akzeptierte Faustregel besagt, dass 80 % der Ausgaben für medizinische Behandlungen auf 20 % der Patienten entfallen, allesamt schwer oder chronisch kranke Menschen. Die Vorstellung, sie sollten selbst über die Qualität medizinischer Diagnosen und Therapien entscheiden und entsprechende Preisvergleiche anstellen, bevor sie sich auf den OP-Tisch legen, ist bizarr – was aber Politiker, Journalisten und Verbandsfunktionäre nicht daran hindert, das Bild vom Patienten als Konsumenten immer wieder in Talkshows und Kommentaren zu verbreiten. Sie tun so, als beschränke sich die Inanspruchnahme des Gesundheitswesens auf den routinemäßigen Gang zum Hausarzt, den man schon mal verschieben kann. Ebenso gut könnte man den Wochenmarkt zum Inbegriff moderner Volkswirtschaften erklären.

Aus der Medizinsoziologie wissen wir seit über 40 Jahren, dass die professionellen Wissensvorsprünge der Ärzte gegenüber den Patienten sowie die Ohnmachtsgefühle kranker Menschen den Medizinern zu einer dominierenden Stellung in den Behandlungsabläufen verhelfen. Nun sind natürlich auch auf anderen Märkten – vom Gebrauchtwagenhandel bis zum Supermarkt – die Konsumenten meist schlechter informiert als die Verkäufer oder Produzenten, und von diesen Informationslücken der Verbraucher lebt eine ganze Industrie von Beratern und Warentestern. Im Gesundheitswesen mit seinen die menschliche Existenz unmittelbar berühren-

den Leistungen hat dieses Ungleichgewicht jedoch weitrei-
chende Folgen. Ein Patient kann nicht wissen, ob sein Hus-
tenreiz harmlos ist oder auf ein Bronchialkarzinom verweist.
Da muss er sich schon auf seinen Arzt verlassen. Ärzte haben
das gesellschaftliche Monopol, Krankheiten zu diagnostizie-
ren und zu therapieren. Das ist auch in Ordnung. Welche
Berufsgruppe sonst sollte diese Funktion übernehmen als
diejenige, die dafür ausgebildet wurde? Allerdings erwächst
den Medizinern daraus die Möglichkeit, Art und Umfang
der Nachfrage nach ihren Leistungen erheblich zu beeinflussen. Es wäre naiv zu erwarten, dass Ärzte stets so edel und
selbstlos sind, aus dieser ökonomischen Überlegenheit kein
Kapital zu schlagen. Auf wirtschaftliche Anreize reagieren
sie wie alle anderen Menschen auch: Sie suchen ihren Vorteil.

Für die Anbieterdominanz von Ärzten und Krankenhäusern gibt es zahlreiche empirische Belege, wobei sich zeigt,
dass sich diese ökonomische Gestaltungsmacht weniger in
überhöhten Preisen als in der Ausweitung oder Beschränkung der erbrachten Leistungsmengen äußert. Hier ein paar
Beispiele:

- In den USA belegten Studien in den 1970er und 1980er
  Jahren, dass Ärzte auf das Einfrieren der von der staatlichen Senioren-Krankenversicherung Medicare gezahlten Vergütungen pro Fall mit einem Anstieg der Leistungsmenge reagierten. Die Anzahl der chirurgischen
  Eingriffe erhöhte sich ebenso wie die des Einsatzes radio-
  logischer Geräte und anderer aufwändiger diagnostischer
  Verfahren.
- In Kanada verzeichneten Provinzen mit einer eher mäßi-
  gen Honorarentwicklung den höchsten Zuwachs an Leistungsmengen.
- Der deutsche Sozialmediziner David Klemperer präsentiert eine Fülle von Beispielen auffälliger regionaler und

internationaler Differenzen in der Häufigkeit bestimmter chirurgischer Eingriffe und Diagnoseverfahren, die nur auf unterschiedliches ärztliches Handeln und bestimmte Anreizstrukturen in der Vergütung zurückgeführt werden können.

- Die Leistungsausgaben der privaten Krankenversicherungen sind seit Anfang der 1990er Jahre um mehr als 50 % stärker gestiegen als die der gesetzlichen, obwohl die für Privatpatienten geltenden Vergütungen bzw. Leistungsbewertungen seit über 20 Jahren konstant sind. Wenn die Preise für die einzelnen Leistungen nicht den Erwartungen der Ärzte entsprechen, wird einfach die Leistungsmenge erhöht. Die Gebührenordnung für Ärzte (GOÄ) bietet viele Möglichkeiten für eine entsprechende Kreativität diesseits der Grenze zum Abrechungsbetrug.

»Beveridge« oder »Bismarck«?
Zwei Typen der Gesundheitssysteme

Es gibt, wie bereits erwähnt, keine moderne Volkswirtschaft ohne ein überwiegend öffentlich finanziertes Gesundheitswesen. Allerdings bestehen Unterschiede in der Art dieser Finanzierung. In internationalen Vergleichen wird gerne zwischen »Beveridge«- und »Bismarck«-Systemen unterschieden, so genannt nach den Vätern eines staatlichen Versorgungssystems einerseits und einer über Sozialabgaben außerhalb des Staatshaushalts finanzierten gesetzlichen Krankenversicherung andererseits. William H. Beveridge war Ökonomieprofessor und Leiter einer Kommission, die 1942 dem britischen Parlament einen Bericht zur Lage der Sozialversicherungen mit dem Vorschlag präsentierte, einen vom Staat getragenen Gesundheitsdienst einzuführen (National Health Service – NHS), der allen Bürgern eine medizinische Grundversorgung garantiert. Diesem auch in Skandinavien, Kanada, Australien und in den 1970er Jahren in Italien und Spanien eingeführten Konzept eines über Steuern finanzierten Gesundheitswesens steht die von Bismarck 1883 in Deutschland gegründete Gesetzliche Krankenversicherung gegenüber, die aus meist lohnbezogenen Beiträgen der Versicherten und ihrer Arbeitgeber finanziert wird. Ein solches System kennt man auch in Frankreich, Österreich, den Benelux-Staaten, Japan und in den meisten neuen EU-Mitgliedsstaaten in Ost- und Mitteleuropa. Allerdings unterscheiden sie sich in ihrer Struktur. Frankreich und Polen z. B. haben eine zentrale, Österreich hat eine regionale Einheitsversicherung. In Deutschland, den Niederlanden und der Schweiz können die Versicherten zwischen zahlreichen Krankenkassen wählen.

Im Laufe der Zeit wurden die Grenzen zwischen »Beveridge«- und »Bismarck«-Systemen zusehends fließender. Vergleichsstudien haben ergeben, dass die europäischen Sozialversicherungssysteme in wachsendem Maße Zuschüsse aus dem Staatshaushalt erhalten. Die deutsche GKV z. B. finanzierte sich bis 2003 ausschließlich aus Beiträgen ihrer Versicherten und deren Arbeitgeber. Sie übernahm sogar Leistungen wie etwa das Mutterschaftsgeld, die eigentlich mit einer Krankenversicherung nichts zu tun haben und eher zu den staatlichen Aufgaben zählen. Seit 2004 erhalten die Krankenkassen für derartige versicherungsfremde Leistungen Mittel aus dem Bundeshaushalt, die mit dem GKV-Wettbewerbsstärkungsgesetz von 2007 über diese Kompensationszahlungen hinaus auf mittlerweile 16 Mrd. Euro angehoben wurden, was etwa 10 % des GKV-Budgets entspricht. Mit diesem Zuschuss sollen Beitragserhöhungen vermieden werden.

Mit der Einordnung des deutschen Gesundheitssystems in das »Bismarck«-Lager sind seine Strukturen aber nicht an-

gemessen erfasst. Vergleicht man es mit Sozialversicherungs-
systemen anderer Länder, so ergeben sich drei Besonderheiten, die ich auf den folgenden Seiten noch weiter erläutern
werde:

1. Unser duales System von Gesetzlicher und Privater Krankenversicherung mit jeweils umfassenden Leistungsange-
   boten ist in Europa seit 2006, als man in den Niederlanden die Trennung in Pflichtkassen und Privatversicherung
   aufhob und ein einheitliches Krankenversicherungssystem für alle Bürger etablierte, einmalig. Eine mit der GKV
   als Vollversicherung konkurrierende PKV kennt man
   sonst nur noch in Chile. In allen europäischen Staaten beschränken die privaten Versicherungsunternehmen ihr
   Geschäft auf Zusatzversicherungen zu den Leistungen der
   öffentlichen Gesundheitssysteme. In Japan ist ihnen sogar
   das untersagt.

2. Das deutsche GKV-System besteht aktuell aus 160 Krankenkassen, unter denen die Versicherten frei wählen können. Daraus ergibt sich ein Kassenwettbewerb, den es in
   vergleichbarer Form nur in den Niederlanden und der
   Schweiz gibt. Damit dieser Wettbewerb keine zerstörerischen Dynamiken entwickelt, erfordert er einen spezifischen Ordnungsrahmen und weitgehende Einschränkun-
   gen der Finanzautonomie der einzelnen Krankenkassen.

3. In Deutschland überträgt der Gesetzgeber der gemeinsamen Selbstverwaltung im Gesundheitswesen wichtige
   Aufgaben, die in anderen Ländern von Regierungsbehörden wahrgenommen werden. Diese betreffen vor allem
   die Konkretisierung der von der Gesetzlichen Krankenversicherung gewährten Leistungen sowie die Vergütungen für die Ärzte, Krankenhäuser und Arzneimittelhersteller.

Deutsche Besonderheit 1:
Das duale System von Gesetzlicher und Privater
Krankenversicherung

In Deutschland sind 90 % der Bevölkerung gesetzlich, 10 %
privat krankenversichert. Der Zugang zu diesen Systemen
ist genau geregelt. Alle Arbeitnehmer mit Ausnahme der
Beamten sind bis zu einer jährlich neu festgelegten Ein-
kommensgrenze (2011: 49 500 Euro im Jahr bzw. 4 125 Euro
im Monat) Pflichtmitglieder in einer der 160 gesetzlichen
Krankenkassen. Zu diesem im Sozialgesetzbuch V definier-
ten Personenkreis gehören auch Empfänger von Arbeitslosengeld I und II, die meisten Bezieher einer gesetzlichen
Rente, Landwirte, Studenten, Behinderte sowie Künstler und
Publizisten. Angestellte, deren Einkommen über dieser Ver-
sicherungspflichtgrenze liegen, können innerhalb einer bestimmten Frist zwischen einer freiwilligen Versicherung in
der GKV und einer privaten Krankenversicherung wählen.
Die ehemalige Gesundheitsministerin Ulla Schmidt hatte
diesen Zeitraum von einem Jahr auf drei Jahre angehoben.
Ihr Nachfolger Philipp Rösler erfüllte den Wunsch der privaten Versicherungsunternehmen, diese Fristverlängerung
ab 2011 wieder aufzuheben. Ein Verbleib in der gesetzlichen
Krankenversicherung lohnt sich vor allem für Eltern, da dort
Kinder und nicht erwerbstätige Ehepartner ohne zusätzliche
Beiträge mitversichert sind. In einer Privatkrankenkasse ist
dies mit erheblich höheren Beiträgen verbunden. Selbstständige können mit Ausnahme der Landwirte und Künstler
bzw. Publizisten nur unter eng begrenzten Voraussetzungen
Mitglied in der Gesetzlichen Krankenversicherung werden.
Sie sind zumeist ebenso auf eine private Absicherung angewiesen wie Beamte, die keinen Anspruch auf Mitgliedschaft
in der GKV haben und von den Ärzten wie Privatpatienten

behandelt werden. Analog zum Arbeitgeberanteil bei Arbeitern und Angestellten kommt die Dienstbehörde für knapp
50 % ihrer Behandlungskosten auf. Dabei fällt der Selbstbe-
halt der Beamten im Bund und in den Ländern unterschiedlich aus, ebenso die Beihilfe für Familienangehörige und
Pensionäre (meist 70 %). Für diese Restkosten haben fast alle
Beamten eine private Krankenversicherung und stellen somit knapp die Hälfte der PKV-Mitglieder mit einer Vollversicherung.

Was unterscheidet die Private von der Gesetzlichen Krankenversicherung? Die wesentliche Differenz liegt in der Beitragsgestaltung. In der Privaten Krankenversicherung werden die von den Versicherten zu zahlenden Prämien nach
deren gesundheitlichen Risiken kalkuliert, während die Gesetzliche Krankenversicherung Beiträge in Form prozentualer Einkommensanteile erhebt. Streng genommen ist die
GKV also gar keine Versicherung, sondern ein solidarisch fi-
nanzierter Fonds zur Absicherung finanzieller Risiken im
Krankheitsfall. Das Wort »Krankenkasse« trifft diesen Sachverhalt schon eher. Hinzu kommt, dass die GKV einen gesetzlich festgelegten und weitgehend einheitlichen Leistungskatalog anbietet. Die einzelnen Kassen haben nur einen
geringen Spielraum für Angebote, die über diese vorge-
schriebenen Leistungen hinausgehen. Dagegen hat die PKV
bei den Inhalten ihrer Versicherungspolicen große Gestal-
tungsmöglichkeiten. Sie kann mit ihren Versicherten die Höhe der Eigenbeteiligung vereinbaren oder bestimmte Leistungen ganz ausschließen. Auch unterliegt sie bis auf wenige
Ausnahmen keinem Kontrahierungszwang und kann daher
Versicherungsverträge wegen zu hoher Risiken ablehnen
oder Verträge kündigen, wenn Versicherte bei Vertragsab-
schluss falsche oder unvollständige Angaben über ihren Gesundheitszustand gemacht haben. Zudem zahlen Frauen je

nach Alter zwischen 7 und 20 % mehr als Männer, weil sie – so die Begründung der Versicherungen – mehr Leistungen in Anspruch nehmen als Männer.

Die deutsche PKV hat noch eine weitere Besonderheit, die sie zu einem internationalen Unikat macht: Etwa ein Drittel ihrer Beitragseinnahmen wandert in einen Kapitalstock zur Absicherung der Altersrisiken. Damit soll verhindert werden, dass die Beiträge der Versicherten mit zunehmendem Alter übermäßig steigen. Diese mit den Jahren angesammelten Ansprüche können bei einer Vertragskündigung bzw. einem Versicherungswechsel jedoch nicht mitgenommen werden, sondern verbleiben als Stornogewinn bei der alten Versicherung. In der neuen Versicherung müssen sie erst wieder aufgebaut werden, was mit zunehmendem Alter immer teurer wird. Spätestens ab dem 40. Geburtstag wird ein Wechsel in eine andere private Krankenkasse somit zu einer dermaßen kostspieligen Angelegenheit, dass sie sich kaum jemand freiwillig leistet. Wegen der wenig durchlässigen Grenze zwischen Gesetzlicher und Privater Krankenversicherung gilt deshalb nicht nur der Grundsatz »Einmal PKV, immer PKV«, sondern auch die Regel, dass man an eine einmal gewählte Versicherungsfirma auf Lebenszeit gebunden ist. Unter dieser Voraussetzung kann es einen wirklichen Wettbewerb um Versicherte innerhalb der Privaten Krankenversicherung nur um junge Selbstständige und gut verdienende Berufsstarter geben. Privatpatienten sind der einmal gewählten Versicherung quasi ausgeliefert. Besonders kundenfreundlich ist das nicht.

Dieser Sachverhalt wird seit Jahren von Verbraucherschützern, Juristen und Ökonomen kritisiert, u. a. besonders nachdrücklich von der vom Bundesjustizministerium 2004 gebildeten Kommission zur Reform des Versicherungsvertragsrechts (VVG-Kommission). Der Verlust der Altersrück-

stellungen bei einem Versicherungswechsel hat sich mittlerweile zu *dem* Legitimationsproblem für die privaten Versicherer entwickelt, das ohne grundlegende Änderungen ihres
bestehenden Geschäftsmodells nicht gelöst werden kann.
Die Mitnahme der Altersrückstellungen bei einem Versicherungswechsel würde zu einem zerstörerischen Wettbewerb
führen, in dem Versicherungen mit dem Abwerben von Versicherten mit einer hohe Altersrückstellung ihren eigenen
Cashflow erheblich erhöhen und zugleich ihre Konkurrenten
kräftig schädigen könnten. Die VVG-Kommission kommt
daher zu dem Schluss, dass ein an den Interessen der Versicherten orientierter Wettbewerb unter den privaten Krankenkassen nur funktionieren kann, wenn diese für die Absicherung der Altersrisiken einen gemeinsamen Risikopool
bilden. Das aber lehnt der PKV-Verband entschieden ab,
weil es sein Geschäftsmodell vernichten würde, das vor allem
mit der Anlage der Altersrückstellungen auf dem Finanzmarkt große Gewinne macht. Die – nicht nur von der PKV
aufgestellte – Behauptung, dieses Kapitaldeckungssystem sei
eine nachhaltige, dem Umlageverfahren der gesetzlichen
Krankenversicherung überlegene Absicherung der demographischen Risiken, ist jedoch nicht korrekt: Bei beiden
Systemen haben die Versicherten einen Rechtsanspruch auf
die zukünftige Wertschöpfung. Die PKV macht deren Einlösung vom internationalen Kapitalmarkt abhängig, die GKV
von der Produktivitätsentwicklung unserer Volkswirtschaft
sowie von politischen Entscheidungen. Angesichts der nicht
nur einmaligen, sondern sich periodisch wiederholenden
globalen Finanzkrisen hat das Kapitaldeckungssystem der
privaten Krankenversicherer nicht gerade die besseren Argumente auf seiner Seite. Darauf werde ich in Kapitel 4 noch
näher eingehen.

Hinzu kommen noch zwei weitere prinzipielle Nachteile
der PKV: So haben ihre Unternehmen im Vergleich zu den

gesetzlichen Krankenkassen deutlich höhere Verwaltungskosten, zu denen nicht nur die Ausgaben für den eigenen
Verwaltungsapparat gehören, sondern auch die Provisionen
für Vertreter und Agenturen, die für die Vermittlung von
Versicherungsverträgen Prämien erhalten. Das »Handels-
blatt« (2. 9. 2010) hat ermittelt, dass die privaten Krankenkassen für Verwaltung und Vertrieb je Versicherten mit 458,10
Euro pro Jahr fast dreimal so viel ausgeben wie die gesetzlichen Krankenkassen mit 155,01 Euro. Die Anzeigenkampag-
ne der PKV mit dem Slogan »Lieber versichert als verwaltet«
ist daher mit Vorsicht zu genießen, zumal bei Umfragen
der Service gesetzlicher Krankenkassen deutlich besser ab-
schneidet als der privater Versicherungen. Die privaten
Krankenkassen hätten sogar noch weit höhere Verwaltungskosten, wenn sie wie die GKV auch die Vergütungen für Ärzte, Krankenhäuser und Arzneimittel zumindest teilweise mit
deren Verbänden aushandeln müssten. Dieses Mandat haben die privaten Krankenversicherungen aber nicht. Sie
müssen die Ärzte nach den von der Bundesregierung erlassenen Gebührenordnungen für Ärzte und Zahnärzte (GOÄ,
GOZ) bezahlen, welche den Ärzten viele Möglichkeiten zur
Leistungsausweitung bieten. Die niedergelassenen Ärzte machen im Schnitt mehr als ein Viertel ihres Umsatzes mit Privatpatienten, obwohl diese nur 10 % ihrer Klientel ausmachen (siehe Kapitel 3). Auch bei den Arzneimitteln müssen
die Versicherungen die von den Herstellern geforderten
Preise zahlen. Festbeträge oder Rabattregelungen wie in der
Pflichtversicherung gibt es für Privatpatienten nicht. Die privaten Krankenkassen haben also kaum Möglichkeiten zur
Kostensteuerung und auch in dieser Hinsicht klare Nachteile
gegenüber der GKV.

Diese grundsätzlichen Schwächen der Privaten Krankenversicherung werden jedoch von seinem Verband geleugnet
oder verharmlost. Von jeher versucht er mit allen Mitteln,

sein bestehendes Geschäftsmodell vor jedem Reformbestreben in der Politik zu schützen, zuletzt mit einer Klage gegen
die gesetzliche Einführung eines PKV-Basistarifs. Dieser bietet Personen über 55 Jahren den Leistungskatalog der GKV,
darf keine Risikozuschläge erheben und ermöglicht in engen
Grenzen sogar eine Mitnahme der Altersrückstellungen. Das
Bundesverfassungsgericht wies die Klage ab mit der Begründung, der Gesetzgeber habe großen Gestaltungsspielraum
und könne den Kreis der Pflichtversicherten so abgrenzen,
wie es für eine leistungsfähige Solidargemeinschaft erforderlich sei. Mit anderen Worten: Es gibt keinen verfassungsrechtlichen Schutz für die Privilegien von PKV-Versicherten.
Die Politik kann jederzeit aus dem dualen ein einheitliches
Krankenversicherungssystem für die gesamte Bevölkerung
machen. Ich werde in Kapitel 5 noch einmal darauf zurückkommen.

Von der schwarz-gelben Koalition hat die Private Krankenversicherung allerdings nichts zu befürchten. Im Koalitionsvertrag heißt es ausdrücklich: »Die privaten Krankenversicherungen sind als Voll- und Zusatzversicherungen ein
konstitutives Element in einem freiheitlichen Gesundheitswesen.« Diese Sichtweise haben Union und FDP exklusiv.
Unser die Besserverdienenden und Beamten privilegierendes duales Krankenversicherungssystem hat keine sachliche
Legitimation, und das sieht auch der Wirtschafts-Sachverständigenrat so, der in seinem Gutachten 2004 feststellte:
»Die Pflichtversicherungsgrenze und die damit verbundene
Segmentierung des Krankenversicherungsmarktes ist ökonomisch nicht begründbar.«

Deutsche Besonderheit 2:
Kassenwettbewerb und Gesundheitsfonds

Zu den mir bei Vorträgen über die Struktur unseres Gesundheitssystems am häufigsten gestellten Fragen gehört die, ob wir tatsächlich 160 verschiedene gesetzliche Krankenkassen benötigen. Klare Antwort: Nein, tun wir nicht! Das zeigt sich schon daran, dass es zentrale bzw. regionale Einheitsversicherungen wie in Frankreich oder Österreich gibt, die nicht schlechter funktionieren als unser gegliedertes System. Außerdem müssen alle Krankenkassen denselben im Gesetz festgelegten Leistungskatalog anbieten; der Rahmen für kassenspezifische Angebote, so genannte Satzungsleistungen, ist sehr eng gesteckt. Da stellt sich schon die Frage, ob wir wirklich mehr Krankenkassen als Joghurtsorten benötigen. Die politische Antwort darauf lautet in der Regel: Dieses System sei »historisch gewachsen« – eine beliebte Phrase, wenn bestimmte soziale Strukturen und Einrichtungen eigentlich reformiert werden müssten, der politische Druck jedoch so gering oder der zu befürchtende Protest bei Reformen so groß ist, dass die Politiker lieber die Finger davon lassen. Das bedeutet jedoch nicht, dass die gegliederte GKV keine Legitimationsgrundlage hätte. Sie bezieht diese aus der freien Kassenwahl, ein aus Sicht der Versicherten durchaus attraktives Merkmal, denn so sind sie keiner Monopolbehörde ausgeliefert und können ihre Kasse wechseln, wenn ihnen der (Zusatz-)Beitrag zu hoch ist oder sie aus anderen Gründen nicht mehr zufrieden sind. Das ist ein klarer Vorteil gegenüber privat Versicherten, die wie gezeigt kaum Wechselmöglichkeiten haben. Angesichts eines fast einheitlichen Leistungsspektrums aller gesetzlichen Krankenkassen hat sich unter ihnen der Service für die Versicherten zum zentralen Wettbewerbsparameter entwickelt. Vor allem ältere Versicherte, die sich

noch gut an muffige Schalterhallen und unfreundliche Sach-
bearbeiter erinnern können, werden das zu schätzen wissen.
Die Krankenkassen haben sich seit Einführung der freien
Kassenwahl in ihrem Erscheinungsbild und im Verhalten gegenüber ihren Versicherten zum Positiven verändert. Aber
eines darf man dabei nicht vergessen: Wenn man ein Wett-
bewerbssystem innerhalb der GKV einführt, ist ein zusätzlicher ordnungspolitischer Rahmen erforderlich, um uner-
wünschte Nebenwirkungen zu vermeiden, wie z. B. die Dis-
kriminierung von chronisch Kranken bzw. Versicherten mit
kostspieligen Behandlungen, die keine Krankenkasse bereit-
willig aufnimmt, wenn sie nicht dazu gezwungen ist und einen finanziellen Ausgleich erhält.

Mit der Einführung der freien Kassenwahl 1996 wurde eine
Erbsünde der gut 100 Jahre zuvor von Bismarck gegründeten
Gesetzlichen Krankenversicherung getilgt: die nach Stellung
im Beruf bzw. nach Arbeitgeber erfolgte Zuweisung der Versicherten zu unterschiedlichen Kassenarten. Früher mussten
Arbeiter bis auf wenige Ausnahmen in die ihrem Arbeitgeber zugeordneten Pflichtkassen eintreten (AOK, Betriebs-
und Innungskrankenkassen), während Angestellte die Wahl
zwischen der jeweiligen Pflichtkasse und einer der erst
1934 ins GKV-System integrierten Angestellten-Ersatzkassen
(u. a. DAK, BEK, TK) hatten. In den 1970er Jahren jedoch erwies sich dieses im 19. Jahrhundert verwurzelte Pflichtkas-
senprinzip nicht nur gesellschaftspolitisch wegen seiner Un-
gleichbehandlung von Arbeitern und Angestellten als über-
holt, sondern führte auch zu schweren ökonomischen
Schieflagen, die vor allem zulasten der AOK als der Basiskas-
se dieses Systems gingen. Infolge des wachsenden Angestell-
tenanteils an den Erwerbstätigen sank ihr Anteil an den
GKV-Mitgliedern von 68,5 % im Jahr 1950 auf 43,5 % im Jahr
1989. Die Abwanderung von Angestellten zu den Ersatzkas-

sen wurde durch kaum noch wettbewerbsfähige Beitragssätze der AOK von bis zu 16 % beschleunigt, denn aufgrund der ungünstigen Risikostruktur ihrer Versicherten hatte die AOK ein niedrigeres Beitragsaufkommen, aber höhere Behandlungsausgaben als die Ersatzkassen. Das beitragspflichtige Einkommen ihrer Mitglieder (Grundlohn) lag 1988 bei nur 94 % des GKV-Durchschnitts. Da die Kassenbeiträge als prozentualer Anteil am Arbeitseinkommen erhoben werden, mussten damals Kassen mit niedrigen Grundlöhnen schon bei gleichen Ausgaben höhere Beitragssätze erheben als Kassen mit besser verdienenden Mitgliedern. Dieser Effekt verschärfte sich noch durch das erhöhte Ausgabenniveau der AOK. Sie versicherte besonders viele Personen mit hohen Krankheitsrisiken, z. B. mehr als zwei Drittel der Frührentner und Behinderten sowie über 60 % der Arbeitslosen. Außerdem hatte sie deutlich mehr beitragsfrei mitversicherte Familienangehörige als die Ersatzkassen.

Aufgrund dieser Verwerfungen forderte 1989 die vom Bundestag eingesetzte Enquête-Kommission zur Strukturreform in der GKV eine grundlegende Organisationsreform des gesetzlichen Gesundheitssystems. Sie schlug die freie Kassenwahl für alle Versicherungsberechtigten und einen kassenübergreifenden Risikostrukturausgleich (RSA) vor, der für Chancengleichheit im Wettbewerb sorgen sollte. Die gleiche Position vertrat auch der Gesundheits-Sachverständigenrat. Dennoch wurde im Zuge der deutschen Wiedervereinigung das berufsständische Gliederungsprinzip der Gesetzlichen Krankenversicherung über den Einigungsvertrag auch in den neuen Ländern eingeführt, wodurch sich die Disparitäten zwischen den Kassenarten weiter zuspitzten. Erst nachdem sich die Landesregierungen im Sommer 1992 einstimmig auf eine dem Vorschlag der Enquête-Kommission im Kern folgende Reform verständigt hatten, einigten sich Union und SPD mit ihren Protagonisten Horst Seehofer und Rudolf Dreßler im Oktober 1992 auf einer mittlerweile legendären Arbeitsklausur in Lahnstein auf die freie Kassenwahl für alle Versicherungsberechtigten ab 1996 und die Einführung eines bundesweiten Risikostrukturausgleichs, aus dem 2007 der Gesundheitsfonds hervorging.

Mit dieser Reform hielt der Wettbewerb Einzug in das System der gesetzlichen Krankenkassen, und solidarisch finanzierte Einrichtungen wurden einem höchst unsolidarischen, auf der Verfolgung von Eigeninteressen beruhenden Steuerungsprinzip unterworfen. Das kann grundsätzlich nicht ohne einen Risikostrukturausgleich unter den Kassen funktionieren. Der soll dafür sorgen, dass Kassen mit vielen einkommensschwachen und gesundheitlich beeinträchtigten Mitgliedern keine Nachteile gegenüber Wettbewerbern haben, die überdurchschnittlich viele junge, gesunde und gut verdienende Versicherte betreuen. Ohne eine Kompensation dieser Risiken käme es in gegliederten Krankenversicherungen wie in Deutschland zu einem zerstörerischen Wettbewerb über Risikoselektion, auch als »Rosinenpicken« bekannt. Das Interesse der Krankenkassen richtete sich dann weniger auf eine gute und wirtschaftliche medizinische Versorgung ihrer Versicherten, sondern mehr auf das Anwerben gesunder und gut verdienender Mitglieder sowie das Abwehren von Personen mit hohen Krankheitsrisiken. Selbst wenn es einen Kontrahierungszwang gäbe, der es den Kassen untersagte, gesundheitlich beeinträchtigte Personen abzulehnen, würden die Kassen erfahrungsgemäß Mittel und Wege finden, ihre Wettbewerbsposition über Risikoselektion zu verbessern. Darin sind sich die Gesundheitsökonomen international weitgehend einig. Mittlerweile haben sich auch einstige Kritiker des Risikostrukturausgleichs wie der Wirtschafts-Sachverständigenrat und die als Frühwarnsystem von Wettbewerbshindernissen eingesetzte Monopolkommission zu Verfechtern desselben gewandelt, weil sie erkannt haben, dass es ohne ihn keinen funktionierenden Kassenwettbewerb geben kann. In den Niederlanden und in der Schweiz, die ein der deutschen GKV verwandtes Krankenversicherungssystem mit freier Kassenwahl haben, hat man ebenfalls einen Risikostrukturausgleich eingeführt.

Trotz seiner eindeutigen Vorteile wurde dieses Instrument in den Medien jedoch wiederholt als »aufgeblähter Subventionsapparat« (Der Spiegel 19/2009) und »morbide Umverteilungsmaschine« (SZ, 20. 5. 2007) denunziert. Offenbar haben sie bezüglich des RSA erhebliche Wissenslücken oder eine Denksperre. Das auch unter vielen Politikern und Verbandsfunktionären verbreitete Missverständnis beruht auf der Annahme, der Risikostrukturausgleich sei nichts weiter als ein Umverteilungssystem, was er aber nur scheinbar ist. Er hat vielmehr die Funktion, die Versicherten nach Risiken zu klassifizieren und zu errechnen, welchen Anteil die einzelnen Krankenkassen aus dem gesamten Budget erhalten müssen, um die standardisierten Krankheitsrisiken ihrer Versicherten finanziell abdecken zu können. Es geht also um die Ermittlung von Normkosten bestimmter Krankheitsbilder bzw. Patiententypen. Das ist eine trockene Materie, aber in jedem Gesundheitswesen erforderlich, um objektive Anhaltspunkte für die Risikokalkulation und eine angemessene Verteilung der Ressourcen zu erhalten. In der Gesetzlichen Krankenversicherung sorgt der Risikostrukturausgleich dafür, dass den einzelnen Krankenkassen ein der Risikostruktur ihrer Versicherten entsprechendes Budget zur Verfügung steht. Dadurch erhalten diese zugleich Informationen über ihre wirtschaftliche Lage im Vergleich zu anderen Kassen. Die damit erfolgende Standardisierung von Behandlungskosten ist zwar mit komplexen statistischen Erhebungen und Berechnungen verbunden, die aber als Quasi-Schadenskalkulation zur Routine von Experten der Versicherungswirtschaft gehören. Nur in dieser Hinsicht ist die Behauptung, den Risikostrukturausgleich würden nur wenige Spezialisten verstehen, nicht von der Hand zu weisen.

Gleichzeitig ist sein Funktionsmechanismus an sich relativ klar und transparent. Er hatte bis zur Einführung des Gesundheitsfonds 2009 zwei Komponenten:

- Zum einen gab es den Finanzkraftausgleich, der dafür sorgen sollte, dass Kassen keine Nachteile erleiden, wenn sie überdurchschnittlich viele Geringverdiener und beitragsfrei mitversicherte Familienangehörige in ihrem Versicherungskollektiv haben. Die Kassen mussten 92 % ihrer Beitragseinnahmen in einen Verrechnungsfonds abführen. Mit den ihnen verbleibenden 8 % mussten sie die Kosten für Verwaltung und freiwillige Satzungsleistungen bestreiten. Die im Gesetz festgelegten Pflichtleistungen wurden komplett aus dem Fonds finanziert.

- Die zweite Komponente bestand aus dem so genannten Beitragsbedarfsausgleich, der unterschiedliche Krankheitsrisiken der Versichertenkollektive kompensieren sollte. Zu diesem Zweck wurden die Versicherten in 670 Gruppen (»RSA-Zellen«) aufgeteilt, die anhand der Kriterien Alter und Geschlecht gebildet wurden, ergänzt durch die Bezieher von Erwerbsminderungsrenten und Krankengeld. Für jede dieser Gruppe wurden durchschnittliche Pro-Kopf-Ausgaben ermittelt. Die Summe dieser standardisierten Leistungsausgaben je Versicherten bildete den Beitragsbedarf einer Kasse.

Aus der Saldierung von Beitragsbedarf und Finanzkraft der Kassen ergab sich ein Transfersystem. Überstieg der ermittelte Beitragsbedarf die Finanzkraft einer Kasse, erhielt diese die entsprechende Differenz. Im umgekehrten Fall musste der überschüssige Betrag in den Fonds abgeführt werden. Diese Zahlungsströme wurden vom Bundesversicherungsamt (BVA) auf Basis von Berechnungen eines gemeinsam mit den Krankenkassenverbänden gebildeten Schätzerkreises festgelegt. Durch den Geldtransfer, der bis zur Einführung des Gesundheitsfonds 2009 ein Volumen von zuletzt 17,8 Mrd. Euro (2008) hatte, entstand das falsche Bild einer Subventionierung von »Nehmer«- durch »Geber«-Kassen. Beim Risikostrukturausgleich geht es aber nicht um Almosen für notleidende Krankenkassen, sondern um die Verteilung des Budgets der gesamten GKV auf die einzelnen Kassen gemäß deren jeweiliger Risikostruktur. So gesehen sind alle Kassen »Nehmer«-Kassen. Von einer Subventionierung kann auch deshalb nicht gesprochen werden, weil die Beitragseinnahmen der Krankenkassen nicht deren Privateigentum sind, sondern Teil des GKV-Budgets. Das ergibt sich zwingend aus dem im § 1 SGB V festgehaltenen Grundsatz, dass die GKV *eine* Solidargemeinschaft ist und keine Assoziation von nur in sich solidarischen Krankenkassen.

Das 1996 eingeführte Modell des Risikostrukturausgleichs hatte sich in den nachfolgenden Jahren zwar grundsätzlich bewährt, zeigte aber nach einiger Zeit systematische Mängel, die behoben werden mussten. Es ließ Schlupflöcher für Risikoselektion, was vor allem die AOK und die beiden großen Ersatzkassen DAK und BEK (heute Barmer-GEK) benachteiligte. Zum einen bevorzugte die Beschränkung des Finanzkraftausgleichs auf 92 % der Beitragseinnahmen Kassen mit vielen überdurchschnittlich gut verdienenden Mitgliedern. Es liegt auf der Hand, dass dadurch eine Kasse mit einem durchschnittlichen Grundlohn ihrer Mitglieder von z. B. 2 500 Euro einen größeren finanziellen Spielraum hat als eine Kasse, deren Mitglieder durchschnittlich ein beitragspflichtiges Einkommen von 1 500 Euro im Monat haben. Außerdem haben Kassen mit vielen chronisch kranken Versicherten einen höheren, vom alten Risikostrukturausgleich nicht erfassten Verwaltungsaufwand als Konkurrenten mit einer gesünderen Mitgliederstruktur. Experten forderten daher, die Verwaltungskosten in standardisierter Form zu berücksichtigen und den Finanzkraftausgleich auf die gesamten Beitragseinnahmen zu erstrecken.

Als der bedeutendste Mangel des Risikostrukturausgleichs
entpuppte sich allerdings die Erfassung der Krankheitsrisiken von Versicherten anhand der Merkmale Alter und Geschlecht. Damit wurde unterstellt, dass die jährlichen Altersstufen jeweils die gleichen Morbiditätsstrukturen aufweisen.
Das aber ist nachweislich nicht der Fall. Wie oben bereits gezeigt, sind die Gesundheitsrisiken sozial und genetisch sehr
unterschiedlich verteilt. In der Regel hat z. B. ein 60-jähriger
Bauarbeiter einen deutlich schlechteren Gesundheitszustand
als der gleichaltrige Leiter einer Bankfiliale. Das war zwar bei
der Einführung des Risikostrukturausgleichs bekannt, doch
fehlten seinerzeit die datentechnischen Voraussetzungen für
eine methodisch und rechtlich einwandfreie Berücksichtigung dieses Sachverhalts. Außerdem ging man davon aus,
dass diese Lücke im Risikostrukturausgleich nicht allzu
schwerwiegend war und die Eingruppierung der Versicherten in jährliche Altersklassen die Morbiditätsrisiken hinreichend erfassen würde. Das war ein Irrtum. Mehrere ausführliche Gutachten belegen, dass die mangelhafte Berücksichtigung der Ausgaben zur Behandlung chronisch Kranker
und besonders teurer Fälle, z. B. in der Onkologie oder von
HIV/AIDS-Patienten, zur gezielten Risikoselektion genutzt
wurde und falsche Anreize setzte. Wenn Kassen nachweislich durch Betreuung multimorbider und chronisch kranker
Menschen finanzielle Nachteile erleiden, welchen Anreiz
sollten sie dann haben, sich um diese relativ teure Klientel zu
kümmern? Durch ein spezifisches Leistungsangebot würden
sie diese geradezu anlocken und damit die eigene Marktposition durch steigende Ausgaben und damit zwangsläufig höhere Beiträge weiter verschlechtern. Dabei handelt es sich
gar nicht einmal um eine besonders zahlreiche Personen-

gruppe. Eine bekannte Beratungsfirma hat in den 1990er Jahren einer in große finanzielle Schwierigkeiten geratenen AOK ausgerechnet, dass sie nur 0,5 % ihrer Versicherten gezielt loswerden müsse, um auf einen wettbewerbsfähigen Beitragssatz zu kommen.

Im März 2001 legte die rot-grüne Bundesregierung eine Bestandsaufnahme dieser mit dem Risikostrukturausgleich gemachten Erfahrungen vor. Sie bildete den Ausgangspunkt für ein Reformgesetz, mit dem ab 2007 ein Risikostrukturausgleich mit direktem Morbiditätsbezug (M-RSA) eingeführt wurde. Bei der Zuordnung der Versicherten zu bestimmten Risikoklassen sollten die Kriterien Alter und Geschlecht um einen ihre Krankheitsrisiken abbildenden Faktor ergänzt werden. Außerdem sollte ein gesonderter Pool für besonders teure Fälle, wie z. B. HIV/AIDS-Therapien oder Organtransplantationen, gebildet werden. Die konkrete Ausgestaltung des M-RSA sollte eine Rechtsverordnung der Bundesregierung mit Zustimmung des Bundesrates regeln, was sich jedoch bald als großes Hindernis erwies. Zwar hatten dem RSA-Reformgesetz auch einige von der CDU geführte Landesregierungen zugestimmt, insbesondere in den neuen Ländern. Aber nach der für die Union 2002 unerwartet verlorenen Bundestagswahl betrieb sie im Bundesrat eine Fundamentalopposition gegen den M-RSA. Baden-Württemberg, Bayern und Hessen reichten sogar eine Normenkontrollklage gegen das RSA-Reformgesetz beim Bundesverfassungsgericht ein, mit der sie jedoch auf ganzer Linie scheiterten. Die Verfassungsrichter erklärten in ihrem Urteil vom 18. Juli 2005 dieses Gesetz nicht nur für grundgesetzkonform, sondern stellten überdies in ihrer Urteilsbegründung prägnant in nur vier Sätzen fest, dass der M-RSA eine unverzichtbare Flankierung des Kassenwettbewerbs sei: »Ohne einen solchen Ausgleich gibt es starke Anreize für ei-

ne Krankenkasse, ihre finanzielle Situation durch Gewin-
nung guter und Abwehr schlechter Risiken zu verbessern.
Trotz Aufnahmezwangs bestehen vielfältige Möglichkeiten
für Risikoselektion durch Werbe- und Marketingmaßnah-
men der Krankenkassen. Ebenso bestehen starke Anreize für
die Selbstselektion der guten Risiken, die durch den Aufnah-
mezwang nur wenig abgemildert werden. Es sind eben die
guten Risiken, die die stärkste finanzielle Motivation haben,
sich in kostengünstigen Teil-Versicherungskollektiven zu-
sammenzuschließen.«

Für die politische Durchsetzung des M-RSA war dieses
Urteil bahnbrechend, denn nun konnte die verantwortliche
Gesundheitsministerin Ulla Schmidt (SPD) die rechtliche
Notwendigkeit eines M-RSA begründen, ein Argument, dem
die Unions-Politiker nichts entgegenzusetzen hatten. Sie
konnte dabei auch auf die Unterstützung von Bundeskanzlerin Merkel bauen, die bei den Koalitionsgesprächen 2005
zwischen Union und SPD die Einrichtung eines Gesundheitsfonds in die Diskussion brachte. Diese Idee stammte aus
einem unter Leitung des Finanzwissenschaftlers Wolfram
Richter (Universität Dortmund) vom wissenschaftlichen
Beirat des Finanzministeriums erarbeiteten Modell zur Ausgestaltung eines aus Steuern finanzierten Sozialausgleichs in
einem GKV-System, in dem die Versichertenbeiträge nicht
mehr einkommensbezogen, sondern als einheitlicher Betrag
bzw. Kopfpauschale erhoben werden sollten. Auf diese Idee
werde ich in Kapitel 3 noch näher eingehen. Ein solches Konzept kann aber ohne einen Ausgleich von Krankheitsrisiken
nicht vernünftig funktionieren, weil sonst die Kassen das
gleiche Geld für ungleiche Leistungen bekämen. Wenn es
nicht zu schweren Verwerfungen kommen soll, müssen sie
aus dem Gesundheitsfonds für ihre Versicherten einen die
Risiken ihrer Versicherten deckenden Betrag erhalten. Das
folgt aus der Logik der Versicherungsmathematik. Zwar hat-

ten die meisten Gesundheitspolitiker der Union das nicht begriffen, sehr wohl aber ihre Parteivorsitzende. Hier gab es eine wichtige gemeinsame politische Schnittmenge zwischen der Bundeskanzlerin und ihrer Gesundheitsministerin.

Nach zähflüssigen Debatten kam es zu einem Kompromiss unter den Regierungsparteien, der in dem am 26. März 2007 verabschiedeten GKV-Wettbewerbsstärkungsgesetz (GKV-WSG) kodifiziert und als Gesundheitsfonds bekannt wurde. Dessen Konstruktion sieht wie folgt aus:

- Die Krankenkassen erheben einen allgemeinen, von der Bundesregierung per Rechtsverordnung festgelegten Beitragssatz. Dieser beträgt anfänglich 14,9 % der beitragspflichtigen Einkommen der Versicherten. Davon tragen die Arbeitgeber 7, die Versicherten 7,9 Prozentpunkte.
- Die Kassen überweisen ihre Beitragseinnahmen komplett in einen vom Bundesversicherungsamt (BVA) verwalteten Fonds, in den auch Zuschüsse aus dem Bundeshaushalt fließen. Diese sollten ursprünglich mit einer regelmäßigen jährlichen Anhebung bis 2014 auf 16 Mrd. Euro anwachsen, jedoch wurde dieser Zeitpunkt zur Kompensierung krisenbedingter Einnahmeausfälle der Krankenkassen mittlerweile auf 2010 vorgezogen.
- Die Krankenkassen erhalten aus diesem Gesundheitsfonds pro Versicherten wie im alten Risikostrukturausgleich einen nach Alter und Geschlecht differenzierten Betrag, der jedoch um eine Morbiditätskomponente ergänzt wird. Dieser M-RSA soll sich auf 80 Krankheiten und Großrisiken beschränken, die auf Vorschlag eines wissenschaftlichen Beirats ermittelt werden. Außerdem erhalten die Kassen standardisierte Mittel für ihre Verwaltungskosten zugewiesen.
- Kommt eine Krankenkasse mit diesen Zuweisungen aus dem Gesundheitsfonds nicht aus, muss sie zur Deckung des Defizits neben dem allgemeinen Beitragssatz einen

nur von den Versicherten zu zahlenden Zusatzbeitrag erheben. Dieser wird bis 8 Euro ohne Einkommensprüfung
als Festbetrag erhoben, darüber hinaus als prozentualer
Anteil am beitragspflichtigen Einkommen der Versicherten. Allerdings soll er 1% des Versicherteneinkommens
nicht überschreiten.

- Der allgemeine Beitragssatz wird per Rechtsverordnung
  der Bundesregierung angehoben, sobald er weniger als
  95% der GKV-Ausgaben abdeckt.

Über kaum eine andere Reform im Gesundheitswesen ist in
den letzten Jahren so viel Unsinn verbreitet worden wie über
die Einführung des Gesundheitsfonds. Er wurde und wird
für alle möglichen Probleme im Gesundheitswesen verantwortlich gemacht, auch wenn er damit gar nichts zu tun hat.
Wer ist schuld, wenn die Kassenärzte mit der von ihrer eigenen Kassenärztlichen Vereinigung zu verantwortenden Honorarverteilung unzufrieden sind? Der Gesundheitsfonds!
Wem werden die Folgen in die Schuhe geschoben, wenn
Kassenvorstände ihr Unternehmen durch Missmanagement
in die roten Zahlen gebracht haben? Dem Gesundheitsfonds!
In den Medien wurde der Eindruck vermittelt, er mache aus
dem Gesundheitswesen ein »Tollhaus« (Der Spiegel 19/2009);
und auch wenn die Behauptung von Journalisten, der Gesundheitsfonds überzeuge »praktisch niemanden« (Die Zeit
45/2009) für die Medienszene in Berlin sowie etliche Kassen-
und Ärztefunktionäre zutreffen mag, so ist er trotz aller nicht
zu leugnender Mängel weder eine »bürokratische Staatswirt-
schaft« (Guido Westerwelle) noch eine »Missgeburt« (Han-
delsblatt), sondern nur ein anders verwalteter und effektiver
strukturierter Risikostrukturausgleich. Er macht das Aus-
gleichsverfahren und die Transfers zwischen den Krankenkassen mit einem Finanzkraft- und Beitragsbedarfsausgleich
überflüssig, weil die Kassen ihr Budget mit den Zuweisungen

aus dem Gesundheitsfonds decken müssen. Das Gerede von »Nehmer-« und »Geberkassen« wird somit endgültig überflüssig.

Gleichwohl sind die Klagen von Kassenfunktionären über den mit dem Gesundheitsfonds verbundenen Verlust ihrer Finanzautonomie eher Ausdruck eines Phantomschmerzes als ernst zu nehmende Einwände, denn auch im alten Risikostrukturausgleich konnten sie nur über 8 % ihrer Beitragseinnahmen verfügen; der Rest wanderte in den allgemeinen Fonds. Ebenso ist es ausgemachter Unsinn, wenn Kassenvorstände, deren Unternehmen durch dieses Instrument ungerechtfertigte Wettbewerbsvorteile einbüßen, den Ausgleich von Morbiditätsrisiken als Kostentreiber darstellen. Das gilt auch für dessen Charakterisierung als eine »Pathologisierung der GKV«, zu der sich Gerd Glaeske, damals Mitglied des Sachverständigenrats für das Gesundheitswesen, verstieg (Der Spiegel 19/2009). Wenn Krankenkassen für einen chronisch kranken Versicherten mehr Geld aus dem Fonds erhalten als für einen relativ gesunden, dann ist das nicht, wie der »Spiegel« mit Berufung auf Glaeske behauptet, ein unvermeidlicher Anreiz, die Versicherten kränker zu machen als sie sind, sondern eine Kompensation der damit verbundenen Ausgaben. Glaeske und der »Spiegel« unterstellen den Krankenkassen und den Ärzten ein gemeinsames Interesse, durch manipulierte Diagnosen möglichst hohe Beträge aus dem Gesundheitsfonds abzuzocken. Das aber wäre Betrug und damit ein Fall für den Staatsanwalt oder zumindest für disziplinarische Maßnahmen der Kassenärztlichen Vereinigung, denn solche ergaunerten Honorarzuwächse führen schließlich nicht zu einer Anhebung des zwischen den Kassen und der Kassenärztlichen Vereinigung vereinbarten Gesamtbudgets der Kassenärzte, sondern gehen zulasten der Ärzte, die korrekt codieren und abrechnen. Es wäre eine Bereicherung auf Kosten von Kollegen und damit nach den

Kategorien des Bürgerlichen Gesetzbuches ein sittenwidriger
Vertrag auf Kosten Dritter.

Zudem hat der Gesundheitsfonds einen prospektiven Be-
rechnungsmechanismus, der eine solche kriminelle Energie
zu einer riskanten Spekulation macht: Die Zuweisungen an
die Krankenkassen basieren auf deren jeweiliger Risikostruktur aus den zwei Jahre zurückliegenden Leistungsausgaben der Krankenkassen. Deshalb konnte der 2007 beschlossene Morbiditätsbezug des Gesundheitsfonds auch
erst 2009 eingeführt werden. Entsprechende Manipulations-
versuche würden darauf wetten, dass sich die Morbiditätsstrukturen des Versichertenkollektivs innerhalb von zwei
Jahren so veränderten, dass sich eine positive Differenz zwischen den zwei Jahre zuvor erschwindelten Fondszuweisungen und den dann tatsächlich anfallenden Behandlungskosten ergäbe. Geht diese Rechnung nicht auf, macht die Kasse
zwangsläufig Defizite und muss den gefürchteten Zusatzbeitrag erheben oder sogar die Insolvenz riskieren. Das wäre
auch ohne ihre strafrechtliche Dimension eine unseriöse Un-
ternehmenspolitik, deren Scheitern die Existenz der Kasse
aufs Spiel setzen würde. Die staatliche Aufsicht prüft daher
sehr genau, ob bei Kassen eine solche Strategie erkennbar ist,
und verhängt gegebenenfalls Sanktionen. Das Missverständnis, dem Glaeske und der »Spiegel« aufsitzen, ist allerdings in
gewisser Hinsicht im Gesetz angelegt. Auf Drängen der Union wurde die Zahl der im Risikostrukturausgleich berück-
sichtigten Krankheiten auf maximal 80 beschränkt. Diese in
jeder Hinsicht willkürliche Limitierung beruht auf dem Irrtum, der Risikostrukturausgleich sei ein Ausgabenausgleich,
bei dem man die Zahl der »ausgleichsfähigen« Krankheiten
und der betroffenen Versicherten auf besonders kostenträchtige Fälle begrenzen müsse. Tatsächlich aber ist er, wie oben
beschrieben, ein Benchmarksystem, durch welches verschiedene Kosten- bzw. Risikotypen vergleichbar gemacht wer-

den. Die Krankenkassen erhalten aus dem Gesundheitsfonds einen Betrag, der den GKV-Durchschnitt der Versorgungskosten seiner Versicherten abdeckt und einen positiven Deckungsbeitrag ermöglicht, der sich aus der Differenz zwischen den Fondszuweisungen und den tatsächlichen Ausgaben einer Kasse ergeben kann. Das soll den Kassen einen Anreiz geben, mit ihren Kosten unter dem Kassendurchschnitt zu bleiben. Der Risikostrukturausgleich sollte sich daher nicht auf eine Zahl bestimmter schwerer Krankheiten beschränken, sondern auch die weniger aufwändigen Fälle berücksichtigen. Ihm geht es um die risikobezogene Klassifizierung von Versicherten, nicht von Krankheiten.

Ebenso unsinnig wie die Begrenzung auf 80 Krankheiten ist die auf Druck der CSU und der süddeutschen Länder gefasste Bestimmung, wonach die durch den Gesundheitsfonds ausgelösten Transfers kein Bundesland mit mehr als 100 Mio. Euro belasten dürfen. Auch das verkompliziert den Risikostrukturausgleich durch zusätzlich erforderliche Erhebungsschritte bei der Zuordnung von Versicherten zu einer Risikogruppe und der Berechnung von deren durchschnittlichen Behandlungskosten. Ironischerweise hat gerade die AOK Bayern unter dieser Regelung gelitten, weil ihre Zuweisungen aus dem Gesundheitsfonds dadurch gekürzt wurden. Aber solche Effekte sind nicht der Idee des Gesundheitsfonds an sich anzulasten, sondern das Ergebnis parteipolitischer, in der parlamentarischen Demokratie leider üblicher Manöver. Politik ist nun einmal keine »Wünsch dir was«-Veranstaltung, sondern die Kunst, Kompromisse zu schließen und so zu tun, als würden die dabei zu schluckenden Kröten auch noch schmecken. Reformen bieten nicht nur in der Gesundheitspolitik äußerst selten perfekte Lösungen, sondern sind mit ihren Lücken und Halbherzigkeiten eher der Ausgangspunkt für die nächste Reform. Ich werde darauf in Kapitel 4 noch einmal zurückkommen.

Trotz dieser Ungereimtheiten ist der Vorwurf, der Gesundheitsfonds sei ein bürokratisches Monster, ohne wirkliche Substanz. Ulla Schmidt konterte ihn einmal mit der Bemerkung, dieses Ungeheuer sei ein Referat im Bundesversicherungsamt mit 21 Mitarbeitern. In der Tat wird man kaum eine andere Verwaltungseinheit finden, in der so wenige Personen einen Fonds von über 160 Mrd. Euro verwalten und verteilen. Nur vereinzelte Journalisten haben sich die gar nicht so große Mühe gemacht, die Logik des Gesundheitsfonds einmal nachzuvollziehen. Zu diesen Ausnahmen gehört Friedrich Küppersbusch, der die Funktionsweise des Fonds in der »taz« (15.1.2007) so präzise wie ungläubig zusammenfasste: »Durch den Einheitsbeitrag aus dem Gesundheitsfonds wird sich schnell zeigen, ob eine Kasse gut wirtschaftet oder ständig Nachschlag will. … Das kann man zu der Tendenz zusammenfassen, es mal weniger mit Leistungskürzungen zu versuchen, sondern den Verwaltungswasserkopf beim Geldverbrennen zu hemmen. Dadurch habe ich das Gefühl, dass die Reform gut sei, und dadurch wiederum das Gefühl, dass ich sie nicht verstanden habe.« Doch, er hat sie richtig verstanden.

Deutsche Besonderheit 3:
Die Selbstverwaltung als »kleiner Gesetzgeber«

Das deutsche Gesundheitswesen hat eine besondere ordnungspolitische Tradition der Selbstverwaltung, die man in dieser Ausprägung in keinem anderen Land kennt. Bei uns delegiert der Gesetzgeber eine Reihe öffentlicher Aufgaben an Institutionen des Gesundheits- und Sozialwesens, die den Status einer Körperschaft des öffentlichen Rechts haben oder für bestimmte Aufgaben mit entsprechenden Rechten »beliehen« werden, wie es im Juristendeutsch heißt. Die Krankenkassen, Kassenärztlichen Vereinigungen und Ärztekammern sind in dieser Eigenschaft mittelbare Staatsverwaltung. Diesen Sachverhalt vergessen deren Funktionäre jedoch gerne, wenn sie über eine angebliche »Staatsmedizin« wettern, was im Grunde nichts als billige Polemik ist, schon weil sie als Vertreter von Körperschaften des öffentlichen Rechts zur mittelbaren Staatsgewalt gehören. Hinzu kommt, dass in keinem anderen öffentlich finanzierten Gesundheitswesen dessen Akteure einen so hohen Grad an regierungsunabhängiger Autonomie besitzen wie in Deutschland.

Die Selbstverwaltung des GKV-Systems besteht aus zwei Ebenen: den internen Selbstverwaltungsorganen der Krankenkassen und der Kassenärztlichen Vereinigungen sowie der gemeinsamen Selbstverwaltung der Krankenkassen und Leistungserbringer. Sowohl die Krankenkassen als auch die Kassenärztlichen Vereinigungen haben einen von den Versicherten bzw. den Kassenärzten gewählten Verwaltungsrat, dessen Funktionen man mit denen eines Aufsichtsrats vergleichen kann. Sie beschränken sich auf die Haushaltskontrolle, die Festlegung der Satzung einer Kasse sowie die Bestellung des hauptamtlichen Vorstandes, der für das operative Geschäft verantwortlich ist. In anderen GKV-Systemen wie etwa in Österreich oder Frankreich gibt es ähnliche Einrichtungen. Davon zu unterscheiden ist die in Deutschland einmalige gemeinsame Selbstverwaltung von Krankenkassen und Leistungserbringern. Sie hat einen eigenständigen Gestaltungsspielraum, der weit über das hinausgeht, was in anderen Krankenversicherungssystemen üblich ist. Er betrifft die Ausgestaltung der von den Krankenkassen zu zahlenden ärztlichen Behandlungen, Arznei-, Heil- und Hilfsmittel sowie die Umsetzung der gesetzlichen Rahmenvorschriften zur Vergütung der Ärzte und Krankenhäuser. Sogar die Bedarfsplanung in der ambulanten ärztlichen Versorgung ist Sache der gemeinsamen Selbstverwaltung von Kassenverbänden und Kassenärztlichen Vereinigungen. In diesen Fragen haben die Aufsichtsbehörden des Bundes und der Länder nicht die Fach-, sondern nur die Rechtsaufsicht. Sie prüfen lediglich die Rechtmäßigkeit der von den Organen der Selbstverwaltung getroffenen Abkommen, haben aber bei fachlichen Entscheidungen der Selbstverwaltungsgremien und bei Versorgungsverträgen zwischen Krankenkassen und Leistungserbringern keine Durchgriffsmöglichkeiten (siehe auch Kapitel 5).

Die wichtigste Institution dieser Selbstverwaltung im System der Gesetzlichen Krankenversicherung ist der Gemeinsame Bundesausschuss (G-BA), ein vom GKV-Spitzenverband, der Kassenärztlichen Bundesvereinigung (KBV), der Kassenzahnärztlichen Bundesvereinigung (KZBV) und der Deutschen Krankenhausgesellschaft (DKG) gebildetes Gremium. Sein Plenum besteht aus 5 Vertretern der GKV, jeweils 2 Repräsentanten der KBV und DKG sowie einem der KZBV. Die Patienten sind durch eine von ihren Verbänden bestimmte Person vertreten, haben aber kein Stimmrecht. Der Gemeinsame Bundesausschuss hat mit seinen 8 Unterausschüssen eine Vielfalt von Gestaltungsaufgaben, die hier nur kurz umrissen werden können. Sie bestehen im Kern in der Konkretisierung der im SGB V kodifizierten Regelungen zum Umfang der von den Krankenkassen vergüteten Leistungen sowie zur Qualitätssicherung und Bedarfsplanung in der ambulanten Versorgung. Der Gesetzgeber hat nur allgemein verfügt, dass die Krankenkassenleistungen »ausreichend, zweckmäßig und wirtschaftlich« sein müssen und »das Maß des Notwendigen nicht überschreiten« dürfen (§ 12 SGB V). Was das konkret bedeutet, wird vom Gemeinsamen Bundesausschuss festgelegt, der deshalb auch den Spitznamen »kleiner Gesetzgeber« bekommen hat.

So legen die Kassen gemeinsam mit der Kassenärztlichen Bundesvereinigung und der Deutschen Krankenhausgesellschaft in einem der Unterausschüsse des G-BA fest, welche neu auf den Markt kommenden Arzneimittel als therapeutischer Fortschritt gelten können. In einem anderen Unterausschuss werden neue Untersuchungs- und Behandlungsmethoden daraufhin geprüft, ob sie einen relevanten therapeutischen Mehrwert und positive Kosten-Nutzen-Effekte haben. Darauf werde ich im nächsten Kapitel noch näher eingehen, wenn es um den Zusammenhang von medizinischem Fortschritt und der Entwicklung der Gesundheitsausgaben geht.

Auch die Vergütungen für die Kassenärzte werden nicht regierungsamtlich festgelegt, sondern von den Kassenärztlichen Vereinigungen und Krankenkassenverbänden auf Bundes- und Landesebene auf Basis gesetzlicher Rahmenvorschriften im SGB V ausgehandelt. Kernstück dieses Vergütungssystems ist der so genannte Einheitliche Bewertungsmaßstab (EBM), der ärztliche Leistungen mit Punktzahlen bewertet, die auf Landesebene in Euro-Beträge umgesetzt werden (Näheres in Kapitel 3). Der vom GKV-Spitzenverband und der Kassenärztlichen Bundesvereinigung gebildete Bewertungsausschuss hat den gesetzlichen Auftrag, die im EBM enthaltenen Leistungen zu definieren und den damit verbundenen Kostenaufwand in einer Arztpraxis nach betriebswirtschaftlichen Kriterien zu kalkulieren. Er setzt z. B. Regelleistungsvolumina fest, also durchschnittliche Leistungsmengen von Arztpraxen in der jeweiligen Fachrichtung. Außerdem regelt er das jährliche Budget für die Gesamtvergütung der Kassenärzte und deren Verteilung auf die einzelnen Bezirke der Kassenärztlichen Vereinigung. Unterstützt wird er durch das eigens dafür gegründete Institut des Bewertungsausschusses, das die von den Kassen und Kassenärztlichen Vereinigungen gelieferten Daten auswertet und in Modellrechnungen die praktischen Auswirkungen alternativer Leistungsbewertungen abschätzt. Das alles ist mit sehr komplizierten Verfahren und Verteilungsschlüsseln verbunden, die nur wenige Spezialisten durchschauen (siehe Kapitel 3). Der Bewertungsausschuss hat die eigentlich kaum zu bewältigende Aufgabe, die Interessen von 12 (Fach-)Arztgruppen, 17 Kassenärztlichen Vereinigungen und 160 Krankenkassen unter einen Hut zu bringen. Da sind Entscheidungsblockaden vorprogrammiert. In einem solchen Fall tritt mit drei zusätzlichen neutralen Mitgliedern der Erweiterte Bewertungsausschuss in Aktion, dessen Vorsitzender häufig das Zünglein an der Waage ist. Es gibt leichtere Aufgaben.

Die Krankenhausfinanzierung verläuft nach anderen Regeln als die ambulante Versorgung. Hier können der Bund und die Landesregierungen mehr Einfluss nehmen, schon weil die Investitionen der Plankrankenhäuser aus den Landeshaushalten mitfinanziert werden, während die Krankenkassen die laufenden Betriebskosten tragen. Die Vergütung der Krankenhausleistungen durch die Krankenkassen erfolgt in Form von diagnosebezogenen Fallpauschalen, deren konkrete Ausprägungen von den Krankenkassen und Krankenhausträgern gemäß allgemeinen Vorschriften im Krankenhausfinanzierungsgesetz (KHG) und in der Bundespflegesatzverordnung festgelegt werden. Sie werden dabei wie der Bewertungsausschuss der Ärzte und Krankenkassen von einem wissenschaftlichen Institut unterstützt, dem Institut für das Entgeltsystem im Krankenhaus (InEK), das die Fallpauschalen entwickelt und den Veränderungen in der Medizin anpasst. Auf beide Finanzierungssysteme und die damit verbundenen Probleme werde ich in Kapitel 3 zurückkommen.

Unser Gesundheitswesen bietet seinen Akteuren einen im Vergleich zu anderen europäischen Systemen hohen Freiheitsgrad. Ob diese relative Autonomie jedoch Vorteile hat, ist umstritten. Sie beinhaltet komplizierte, nicht nur von den Bürgern, sondern auch von den Beschäftigten im Gesundheitswesen kaum zu durchschauende Entscheidungsmechanismen und führt regelmäßig zu wechselseitigen Schuldzuweisungen von Institutionen der Regierung und der GKV-Selbstverwaltung, wenn Reformen nicht den beabsichtigten Effekt haben oder politische Handlungsblockaden zu Problemen führen. Zudem bietet das System großes Potenzial für Selbstblockaden und kann nur mit einem von der Politik vorgegebenen ordnungspolitischen Rahmen funktionieren, in dem Regierung und Parlament das letzte Entscheidungsrecht haben. Die Vorstellung so mancher Politiker, man könne Aufgaben an die Selbstverwaltung im Gesundheitswesen delegieren und entledige sich damit des jeweiligen Problems, ist eine Illusion.

Hinter dieser Selbsttäuschung von Politikern steht ein reales Problem, dem sie gerne aus dem Werk gehen möchten, aber nicht können. Ein sich selbst steuerndes Gesundheitswesen ist ein unerfüllbarer Traum. Außerdem hat das deutsche Gesundheitswesen im Vergleich zu anderen europäischen Ländern auffällig komplizierte Entscheidungsstrukturen mit einer ausgeprägten Verrechtlichung der verschiedenen Handlungsebenen. Von den hier skizzierten drei Besonderheiten – duales Krankenversicherungssystem, Kassenwettbewerb und Selbstverwaltungsprinzip – ist aber nur die Trennung in privat und gesetzlich Versicherte ein grundsätzliches ordnungspolitisches und ökonomisches Problem. Wenn man sich – wie in Deutschland – grundsätzlich für ein wettbewerbliches System der Gesetzlichen Krankenversicherung entschieden hat, sind flankierende Rechtsnormen und Regulierungen wie der Risikostrukturausgleich unver-

meidlich. Auch das Prinzip der Selbstverwaltung führt zu
politisch gewollten Strukturen, die zwar im Detail reformbe-
dürftig sind, aber eine effektive Aufgabenteilung von direkter und mittelbarer Staatsverwaltung ermöglichen. Nur die
Trennung in Gesetzliche und Private Krankenversicherung
ist ein Wesensmerkmal unseres Gesundheitswesens, für das
es weder soziale noch ökonomische Gründe gibt. Ohne eine Lösung dieser Frage werden sich die Finanzierungspro-
bleme der Gesetzlichen Krankenversicherung immer weiter
zuspitzen. Ich werde darauf in den Kapiteln 4 und 5 näher
eingehen.

Kapitel 2

Wird Gesundheit bald unbezahlbar?
Das Märchen von der Kostenexplosion

Der Politik-Veteran Heiner Geißler (CDU) sagte einmal, in einer Demokratie beruhe erfolgreiche Politik darauf, Streit anzufangen und dabei die Begriffe zu besetzen – und diese Erkenntnis setzte er wahrhaft vorbildlich um, als er 1974 als Sozialminister von Rheinland-Pfalz angesichts stark wachsender Krankenkassenausgaben vor einer »Kostenexplosion« im Gesundheitswesen warnte. Dieser Topos hat sich in den Köpfen der Deutschen festgesetzt und wird seit nunmehr über 30 Jahren bedenkenlos in den Medien verwendet, obwohl die reale Entwicklung der Gesundheitsausgaben für diese pyrotechnische Metapher schon lange nichts mehr hergibt, wie nachstehende Tabelle zeigt. Der Anteil der Gesundheitsausgaben am Bruttoinlandsprodukt (BIP) ist zwar zwischen 1980 und 2008 von 8,4 auf 10,5 % gestiegen, bewegt sich aber seit Anfang der 1990er Jahre auf relativ konstantem Niveau. Die Steigerungen zwischen 1985 und 1995 erklären sich vor allem aus dem hohen Investitionsbedarf der medizinischen Versorgungseinrichtungen in den neuen Ländern. Auch spielt die wirtschaftliche Entwicklung eine Rolle. So erwartet das Statistische Bundesamt z. B. für 2009 wegen des wirtschaftlichen Einbruchs trotz relativ konstanter Gesundheitsausgaben eine Erhöhung ihres Anteils am Bruttoinlandsprodukt auf 11,0 %. Spätestens 2011 dürfte diese Quote dann wegen der besseren Konjunkturentwicklung wieder sinken.

Ausgabenentwicklung im deutschen Gesundheitswesen

	1980	1985	1995	2000	2005	2008
Anteil der Gesundheitsaus-gaben am BIP in %	8,4	8,8	10,1	10,3	10,7	10,5
Anteil der GKV-Ausgaben am BIP in %	5,8	6,0	6,6	6,5	6,4	6,5
Durchschnittl. GKV-Beitragssatz in %	11,36	11,73	13,15	13,57	13,98	14,90

Quelle: Statistisches Bundesamt, eigene Zusammenstellung

Alles in allem bewegt sich das Wachstum der Gesundheits-ausgaben seit Jahren im Rahmen der allgemeinen wirtschaft-lichen Entwicklung. Das gilt erst recht für die Ausgaben der Gesetzlichen Krankenversicherung, die seit 20 Jahren einen konstanten Anteil von 6,4 bis 6,6 % am Bruttoinlandspro-dukt haben. Insofern war die seit Ende der 1970er Jahre prak-tizierte Kostendämpfungspolitik der verschiedenen Bundes-regierungen also durchaus erfolgreich, und kein seriöser Ge-sundheitsökonom spricht mehr von einer »Kostenexplosion« im Gesundheitswesen – was den »Spiegel« (22/2006) nicht daran hinderte, in einer Titelstory zur GKV-Reform der gro-ßen Koalition von Union und SPD dieses Zerrbild zu reakti-vieren. In einer großformatigen Graphik zeigt eine in einer gezackten Explosionswolke endende Kurve, dass die GKV-Ausgaben pro Kopf seit 1970 fast doppelt so stark angestiegen sind wie das Bruttoinlandsprodukt. Den Lesern wird so op-tisch suggeriert, die Ausgaben der Gesetzlichen Krankenver-sicherung seien außer Kontrolle geraten, weil die Akteure unseres Gesundheitswesens, Patienten wie Ärzte und Kran-kenkassen, »kollektiv verantwortungslos« gehandelt hätten – so der Titel dieses Artikels – und die Politiker es nicht schaff-ten, dieses Problem in den Griff zu bekommen.

Diese Effekthascherei ist kein Einzelfall, sondern in der

gesundheitspolitischen Berichterstattung der Medien eher die Regel. Der »Spiegel« bedient sich bloß eines simplen Tricks, den vor ihm schon andere Publizisten angewandt haben und Statistiker als »dressierte Kurve« kennen. Mit der Bestimmung des Basisjahres einer Zeitreihe kann man sowohl ein dramatisches als auch ein unspektakuläres Bild einer bestimmten Entwicklung zeichnen. Will man den Eindruck einer Kostenexplosion im Gesundheitswesen erwecken, bietet sich 1970 als Basisjahr förmlich an, weil in den darauffolgenden Jahren die GKV-Ausgaben u. a. aufgrund einer Ausweitung der Leistungen und eines derzeit hohen Investitionsbedarfs, vor allem bei den Krankenhäusern, rasant anstiegen. Ihr Anteil am Bruttoinlandsprodukt stieg von 3,5 % 1970 auf 5,7 % im Jahr 1975. Daher lag Heiner Geißler damals mit seiner Warnung vor ausufernden Krankenkassenausgaben gar nicht so falsch. Hätte der »Spiegel« aber nicht 1970, sondern 1980 oder gar 1990 als Basisjahr seiner Grafik gewählt, hätte sich ein eher moderates Bild ergeben, weil die GKV-Ausgaben sich seither mehr oder weniger im Gleichschritt mit dem Bruttoinlandsprodukt bewegt haben. Das aber hätte dem »Spiegel« wohl nicht in den Duktus seiner Story gepasst. Was lernen wir daraus? Man sollte, frei nach Winston Churchill, nur den Statistiken trauen, die man selbst gefälscht hat.

Wenn aber die Ausgaben der Krankenkassen in den letzten Jahren so konstant geblieben sind, weshalb verlangen sie dann laufend höhere Beiträge? Wie obige Tabelle zeigt, ist der durchschnittliche Beitragssatz in der GKV von 11,36 % 1980 auf 14,9 % im Jahr 2008 gestiegen; ab 2011 liegt er gar bei 15,5 %. Im Grunde ist die Antwort ganz einfach: Wenn sich die Ausgaben der Gesetzlichen Krankenversicherung im Gleichklang mit dem Bruttoinlandsprodukt entwickelt haben, können steigende Beitragssätze nur mit abnehmenden

Beitragseinnahmen zusammenhängen. Das wiederum ist
vor allem auf den seit Jahren sinkenden Anteil der unteren
und mittleren Einkommensgruppen am Volkseinkommen
zurückzuführen. Auf diese disparate Entwicklung hat der
Gesundheits-Sachverständigenrat bereits 1994 hingewiesen
und sie in seinem Gutachten 2003 präzisiert. Demnach stiegen zwischen 1980 und 2000

- die beitragspflichtigen Einnahmen je GKV-Mitglied um
  84,32 %,
- die Bruttoeinkommen aus unselbstständiger Arbeit um
  90,72 %,
- das Bruttoinlandsprodukt je Erwerbstätigen hingegen um
  115,22 %.

Der durchschnittliche Beitragssatz der GKV könnte heute
um 2 bis 3 Prozentpunkte niedriger liegen, wenn die beitragspflichtigen Einkommen der Versicherten sich parallel
zum allgemeinen Wirtschaftswachstum bewegt hätten. Das
seit Beginn der 1980er Jahre zu beobachtende Auseinander-
driften in der Einkommensverteilung hat sich in den 2000er
Jahren u. a. durch die Zunahme prekärer Beschäftigungsverhältnisse jedoch weiter zugespitzt. So verzeichnete Deutschland zwischen 2000 und 2008 nach Berechnungen des ge-
werkschaftsnahen Forschungsinstituts WSI als einziges EU-
Land einen Rückgang der Reallöhne um 0,8 %, während
diese in Frankreich um 9,6 % und in Großbritannien sogar
um 26,1 % stiegen. Von 1998 bis 2008 nahm in Deutschland
die Zahl der atypischen Arbeitsverträge (Minijobs, Zeitar-
beit, befristete Arbeitsverträge) um 2,4 Millionen zu, während die der Normalarbeitverhältnisse um 800 000 abnahm.
Der Anteil der Haushalte mit einem niedrigen Nettoeinkommen zwischen 860 (Single) und 1 978 Euro (Erwachsene, 2
Kinder) stieg zwischen 2000 und 2009 nach Angaben des
Deutschen Instituts für Wirtschaftsforschung (DIW) von 18
auf 22 %. Insgesamt nahm der Anteil der Geringverdiener, al-

so von Personen, deren Einkommen weniger als 70 % des Durchschnittseinkommens der unteren Hälfte der Einkommensgruppen beträgt, zwischen 1996 und 2006 um 4,1 % zu, während der Anteil von Beziehern mittlerer Einkommen um 5,5 % abnahm. Zugleich stieg die Zahl der einkommensstarken Bürger, die 150 % und mehr des Durchschnittseinkommens der oberen Hälfte der Einkommensgruppen verdienen, um 3,1 %. Letztere Entwicklung wirkt sich allerdings kaum positiv auf die GKV-Finanzen aus, da diese Personen entweder privat krankenversichert sind oder als freiwillig Versicherte wegen der Beitragsbemessungsgrenze kaum mehr in die gesetzliche Versicherung einzahlen als mittlere Einkommensgruppen.

Diese Zahlen beweisen: Das Argument, die geltende einkommensabhängige Finanzierung der gesetzlichen Krankenversicherung sei sozial ungerecht, stimmt. Nur hängt das nicht mit der Finanzierungsmethode an sich zusammen, sondern mit ihrer die Besserverdienenden bevorzugenden Ausgestaltung. Unser GKV-System hat ein massives Einnahmeproblem, das wir ohne eine grundlegende Reform seiner Finanzierungsgrundlagen nicht in den Griff bekommen werden. Dieses Problem verschärft sich noch ab 2011, weil in diesem Jahr erstmals in der Geschichte der Bundesrepublik wegen des abnehmenden durchschnittlichen Versicherteneinkommens die Versicherungspflicht- und Beitragsmessungsgrenzen von 4 162,50 auf 4 125,00 Euro bzw. von 3 750,00 auf 3 712,50 Euro Erwerbseinkommen pro Monat abgesenkt werden. Die von Philipp Rösler und der schwarz-gelben Koalition zu verantwortende Neugestaltung des Sozialausgleichs und der Zusatzbeiträge wird diese systematische Erosion der GKV-Finanzen noch weiter vorantreiben. Darauf werde ich in Kapitel 4 zurückkommen.

Die Gesetzliche Krankenversicherung hat aber nicht nur ein Einnahmeproblem. Aus dem seit Jahren relativ moderaten Wachstum der Gesundheitsausgaben darf nicht geschlossen werden, man habe diese Entwicklung völlig im Griff und müsse nur noch von Zeit zu Zeit an dieser oder jener Stellschraube drehen. Das wäre angesichts der eigentümlichen wirtschaftlichen Dynamik des Gesundheitswesens fahrlässig. Wir werden uns darauf einstellen müssen, dass der Anteil der Gesundheitsausgaben am Bruttoinlandsprodukt in den kommenden Jahren langsam aber sicher ansteigt, auch wenn sich diese Entwicklung nicht annähernd so sprunghaft vollziehen wird wie in den 1970er Jahren. Für diese Annahme sprechen vor allem zwei Gründe: Zum einen ist das Gesundheitswesen eine Wachstumsbranche, das mit seinem hohen Personalbedarf wie alle Dienstleistungsbereiche per se einen steigenden Anteil an der volkswirtschaftlichen Wertschöpfung hat. Hinzu kommt die demographische Entwicklung mit einem steigenden Anteil älterer Menschen, was zwangsläufig zu einem höheren Bedarf an medizinischer Versorgung und pflegerischer Betreuung führen wird. Dieser Trend ist keine deutsche Spezialität, sondern gilt für so gut wie alle europäischen Länder. Für eine Dramatisierung dieser Entwicklung und das Menetekel einer nicht mehr bezahlbaren Medizin gibt es aber keinen wirklichen Grund. Solche Kassandrarufe sind in der Regel weniger Ausdruck einer begründeten Sorge als vielmehr handfester wirtschaftlicher Interessen.

Alle modernen Volkswirtschaften verwenden einen stetig wachsenden Teil ihrer Wirtschaftskraft auf das Gesundheitswesen. Das hat zum einen mit der diesen Wirtschaftszweig kennzeichnenden Anbieterdominanz zu tun (siehe Kapitel 1), steht aber ebenso im Zusammenhang mit einer allgemeinen ökonomischen Gesetzmäßigkeit. Das Gesundheitswesen ist eine Dienstleistungsbranche, und diese haben generell wegen ihrer gegenüber der Industrieproduktion geringeren Rationalisierbarkeit die Eigenschaft, einen immer größeren Anteil der Wertschöpfung und vor allem des Arbeitskräftepotenzials moderner Volkswirtschaften für sich zu beanspruchen. Für die Verbraucher zeigt sich diese unterschiedliche Produktivitätsentwicklung darin, dass sie im Verhältnis zunehmend weniger für Konsumgüter, aber deutlich mehr für Dienstleistungen bezahlen müssen. Wir geben heutzutage für Autos, Fernseher oder die meisten Lebensmittel einen geringeren Anteil unseres Einkommens aus als vor 20 oder 30 Jahren. Dafür verwenden wir mehr Geld auf personenbezogene Dienstleistungen. Dieser Sachverhalt wird von Ökonomen als »Preisstruktureffekt« bezeichnet. Deshalb sind Ausgabensteigerungen im Gesundheitswesen nicht notwendigerweise ein Krisensymptom, sondern auch ein Indikator für Strukturveränderungen in unserer Volkswirtschaft und zugleich ein Instrument zur Bewältigung der dabei zwangsläufig entstehenden Arbeitsmarktprobleme. So wie die Industrie bis in die 1960er Jahre die in der Landwirtschaft nicht mehr benötigten Arbeitskräfte auffing, können heute personalintensive Dienstleistungsbranchen wie das Gesundheitswesen die durch die Rationalisierungen in der Industrie wegfallenden Jobs ersetzen. So stellte der Wirtschafts-Sachverständigenrat bereits 1985/86 in seinem Gutachten fest: »Das Gesundheitswesen ist ein Wachstumssektor. Es ist zudem ein Bereich, in dem arbeitsintensiv produziert wird und der deshalb immer mehr Menschen Chancen der Beschäftigung bietet.«

Dieser Prozess ist in der Vergangenheit allerdings dynamischer verlaufen, als man es in Zukunft erwarten kann. Im Gesundheitswesen macht sich seit über zehn Jahren eine Abflachung der Zuwächse an Arbeitsplätzen bemerkbar. Der Sachverständigenrat für das Gesundheitswesen registrierte

1996 für die Jahre 1970 bis 1993 fast eine Verdreifachung der
Beschäftigten im Gesundheitswesen von 291 000 auf 842 000.
Das entspricht einer durchschnittlichen jährlichen Steige-
rungsrate von 4,3 %. Den gleichen Trend ermittelte eine
Studie des von den Arbeitgeberverbänden unterhaltenen
Instituts der Deutschen Wirtschaft (IW), wonach von den
zwischen 1976 und 1994 neu entstandenen 1,5 Millionen Arbeitsplätzen allein 650 000 auf Krankenhäuser, Arztpraxen
und andere Einrichtungen des Gesundheitswesens fallen.
Aber dieser Jobmaschinen-Effekt nimmt ab. Eine Studie der
TU Darmstadt ergab, dass zwischen 1997 und 2004 der
durchschnittliche jährliche Zuwachs an Arbeitsplätzen im
Gesundheitswesen auf knapp 2 % gesunken ist. Für die Jahre
1998 bis 2003 kommt das Hamburgische Weltwirtschaftsin-
stitut (HWWI) sogar nur noch auf eine jährliche Steigerung
von 0,51 %. Auch für die Zukunft muss man von einer weiter
abnehmenden Wachstumsrate der Erwerbstätigen im Gesundheitswesen ausgehen. So schätzt die TU Darmstadt, dass
sich der Beschäftigungszuwachs in der Gesundheitswirtschaft bis zum Jahr 2020 auf nur noch 0,3 % reduzieren wird.
   Der Grund für das schrumpfende Beschäftigungswachs-
tum ist vor allem in der Pharmaindustrie und der Medizintechnik zu suchen, wo viele Arbeitsplätze verlorengegangen
sind und auch zukünftig ein weiterer Abbau zu erwarten ist.
Die bereits erwähnte Studie der TU Darmstadt schätzt, dass
zwischen 2004 und 2020 die Zahl der Erwerbstätigen im Gesundheitswesen zwar insgesamt um 7,8 % steigen, in der
Pharmaindustrie jedoch um 18 und in der Medizintechnik
um 13,8 % abnehmen wird. Das ist nicht verwunderlich, weil
beide Branchen nicht zum Dienstleistungssektor, sondern
zum verarbeitenden Gewerbe gehören, das generell wegen
der hohen Produktivitätsentwicklung einem säkularen Trend
zur Beschäftigungsabnahme unterliegt. Das Jobwachstum
im Gesundheitswesen wird somit allein von den medizini-

schen und pflegerischen Versorgungseinrichtungen mit ihrer hohen Personalintensität getragen. Vor diesem empirischen Hintergrund ist die von Vertretern des medizinisch-
industriellen Komplexes gerne aufgegriffene These sehr
mutig, der Gesundheitssektor sei potenzieller Träger eines
neuen, nach seinem Entdecker »Kondratieff« benannten Zy-
klus, d.h. einer langfristigen Wachstumsentwicklung durch
technologische Basisinnovationen. Sehr viel mehr spricht
für einen abnehmenden Grenznutzen medizintechnischer
Innovationen, d.h., dass mittlerweile jeder dort zusätzlich
investierte Euro oder Dollar zunehmend geringere Erträge
einbringt. Es ist also reine Mythenbildung, wenn sich die
Pharma- und die Medizingeräteindustrie als Jobmaschinen
anpreisen, denn auch wenn ihre Umsätze und Gewinne steigen mögen, so sinkt doch die Zahl der von ihnen geschaffe-
nen Arbeitsplätze. Mehr Jobs bringt das Gesundheitswesen
hingegen im pflegerischen Bereich, was darauf hinweist, dass
der Ausbau der Gesetzlichen Pflegeversicherung nicht nur
eine sozialpolitische Notwendigkeit ist, sondern auch eine
hohe volkswirtschaftliche Bedeutung hat. Deshalb ist es auch
völlig falsch und war der große Fehler von Gerhard Schrö-
ders Agenda 2010, die Sozialabgaben für die Kranken- und
Pflegeversicherung nur als Kostenfaktor und nicht als Finan-
zierungsgrundlage eines zukunftsträchtigen Wirtschaftszweiges zu bewerten.

Der im Prinzip positiven Prognose für das Gesundheitswesen als Wachstumsbranche mit hohem Jobpotenzial stehen
apokalyptische Szenarien gegenüber, die den Eindruck erwecken, das Gesundheitswesen würde mit seiner Ausgaben-
dynamik in absehbarer Zeit die deutsche Volkswirtschaft
überfordern. Die gesundheitspolitische Diskussion wird seit
Jahren von der Behauptung geprägt, die demographische
Entwicklung und der medizinische Fortschritt machten das

Medizinsystem bald unbezahlbar. Die Menschen würden immer älter und damit auch behandlungs- und pflegebedürftiger. Zugleich eröffne der medizinische Fortschritt mit neuen lebensverlängernden Eingriffen und Therapien immer neue Möglichkeiten, die irgendwann nicht mehr allen Bürger zur Verfügung stehen könnten. Illustriert wird diese gezielte Panikmache mit einem Triptychon von drei Menetekeln: die vergreisende Gesellschaft, die hohen Behandlungskosten alter Menschen und die Rationierung medizinischer Leistungen.

Menetekel 1: Vergreisende Gesellschaft

In den Medien und der Politik wird immer wieder das Bild einer vergreisenden Gesellschaft gezeichnet, in der die jüngeren Generationen durch die Rentner geradezu ausgebeutet werden. Dieses »Methusalem-Komplott« (Frank Schirrmacher) sei das Ergebnis sinkender Geburtenraten, eines zunehmend späteren Einstiegs ins Berufsleben bei gleichzeitig sinkendem Einstiegsalter in das Rentnerdasein sowie einer allgemein steigenden Lebenserwartung. Immer weniger Berufstätige müssten die überproportional steigenden Ausgaben für die Renten und die medizinische bzw. soziale Betreuung der Alten finanzieren.

Keine Frage, der Altersdurchschnitt der Bevölkerung verschiebt sich nach oben, und es gibt den säkularen Trend einer abnehmenden Erwerbsbevölkerung. Diese Entwicklung ist jedoch nicht zwangsläufig eine Bedrohung des gesellschaftlichen Zusammenlebens.

Die aktuellen demographischen Prognosen basieren auf den Bevölkerungsvorausrechnungen des Statistischen Bundesamtes. Die jüngste, auf das Jahr 2060 abzielende Schätzung vom November 2009 kommt zu folgenden Ergebnissen:

- Die Geburtenhäufigkeit liegt zwischen 1,2 und 1,6 Kindern pro Frau.
- Die Lebenserwartung von Neugeborenen steigt von 2008 bis 2060 um 7,8 bzw. 10,5 Jahre auf 85,0 bzw. 87,7 Jahre für Jungen und um 6,8 bzw. 8,8 Jahre auf 89,2 bzw. 91,2 Jahre für Mädchen.
- 65-jährige Männer haben 2060 eine weitere Lebenserwartung von 22,3 und Frauen eine von 25,5 Jahren. Das sind jeweils fünf Jahre mehr als 65-Jährige heute erwarten können.
- Die Zahl der Einwanderer übersteigt die der Auswanderer um jährlich zwischen 100 000 und 200 000.

Das Statistische Bundesamt selbst weist ausdrücklich darauf hin, dass es sich bei diesen Zahlen nicht um eine Vorhersage für das Jahr 2060 handelt. Je weiter man in die Zukunft schaut, desto schwieriger wird es, den Verlauf der maßgeblichen Einflussgrößen vorherzusagen. Das gilt insbesondere für die Schätzung der Zuwanderungseffekte, die man kaum über das Jahr 2020 hinaus erfassen kann. Wir haben es hier mit Hochrechnungen zu tun, die Aussagen darüber treffen, was passiert, wenn kein Trendwechsel eingeleitet wird und alles so bleibt, wie es ist. Aus diesen Gründen sind solch langfristige Prognosen für die Politik nur sehr bedingt von Nutzen, da sie auf Schätzwerten beruhen und eine weitgehend statische gesellschaftliche Entwicklung unterstellen. Der Statistiker Gerd Bosbach hält das alles für »moderne Kaffeesatzleserei«. Prognosen über einen Zeitraum von 50 Jahren seien grundsätzlich unsinnig, weil gesellschaftliche Strukturbrüche und kulturelle Veränderungen schließlich nicht vorhergesehen werden könnten. So hätte z. B. eine im Jahr 1950 aufgestellte Bevölkerungsprognose unmöglich Entwicklungen wie die Verbreitung der Antibabypille, die Anwerbung von Millionen von Gastarbeitern, den Trend zum Single-Leben oder den Zuzug von 2,5 Mio. Spätaussiedlern

vorhersagen können. Außerdem zeige die Entwicklung in
Frankreich, dass man mit einer familien- und kinderfreund-
lichen Politik u. a. die Geburtenrate erhöhen könne. Dort
stieg die durchschnittliche Zahl der Kinder pro Frau in den
Jahren 1993 bis 2000 von 1,65 auf 1,88. Zudem sei, so Bosbach, der Zuzug von Ausländern keine konstante Größe,
sondern von der Immigrationspolitik und Veränderungen in
der EU etwa durch die Osterweiterung abhängig.

Auch die vorliegenden Einschätzungen zur Entwicklung
des Altenquotienten müssen relativiert werden. Der Alters-
quotient gibt das Verhältnis der Anzahl älterer Menschen zu
Personen im erwerbsfähigen Alter an. Wer zu welcher Gruppe gehört, ist dabei eine Definitionsfrage bzw. abhängig vom
aktuellen Rentenzugangsalter und der durchschnittlichen
Ausbildungsdauer. Je nach Festlegung des Rentenalters ergeben sich also zwangsläufig sehr unterschiedliche Größenord-
nungen der Erwerbsbevölkerung. Auch ist der Zeitpunkt des
durchschnittlichen Eintritts in das Erwerbsleben eine flexi-
ble, von konjunkturellen Entwicklungen sowie der Bildungs-
und der Arbeitsmarktpolitik bestimmte Größe und kaum
exakt vorhersehbar. Die vorliegenden Prognosen variieren
daher stark:

- Die Enquête-Kommission des Bundestages »Demographischer Wandel« geht in ihrer Modellrechnung von zwei
  unterschiedlichen altersmäßigen Eingrenzungen der Erwerbsbevölkerung aus: einmal von 25 bis 65 Jahre, zum
  anderen von 20 bis 60 Jahre. Bei der Variante 25/65 steigt
  der Altenquotient von 36,1 im Jahr 2010 auf 39,2 im Jahr
  2020, bei der Variante 20/60 von 45,6 auf 52,8.
- Auch die Schätzungen des Statistischen Bundesamtes basieren auf verschiedenen Altersruhegrenzen und kommen zu dementsprechend unterschiedlichen Prognosen.
  Je nach oberer Altersgrenze der Erwerbsbevölkerung
  schwankt der für 2030 errechnete Altenquotient zwischen

42,0 und 54,2 %; 2050 erhöht sich die Bandbreite der Schätzungen auf eine Spanne zwischen 50,7 und 70,9 %.

- Im europäischen Vergleich hat Deutschland zwar mit 28 nach Italien den zweithöchsten Altenquotienten, doch in der Prognose für das Jahr 2040 liegt der deutsche Altenquotient mit 50 nur noch im oberen Mittelfeld zwischen den Extremen Irland (32) und Italien (63). Alles in allem sind die deutschen Perspektiven in dieser Hinsicht also nicht schlechter als in den meisten anderen EU-Ländern.

Die Entwicklung des Altenquotienten gibt aber noch keine Auskunft über die Höhe der Sozialabgaben und die entsprechenden Belastungen der erwerbstätigen Generation. Ob nämlich z. B. die jüngst beschlossene schrittweise Anhebung des Rentenzugangsalters von 65 auf 67 Jahre tatsächlich zur Entlastung der Erwerbsbevölkerung führt, hängt nicht vom Altenquotienten ab, sondern von den Chancen älterer Arbeitnehmer auf dem Arbeitsmarkt. Treten hier keine signifikanten Verbesserungen ein, wird es nur zu einer Lastenverschiebung unter den für die Grundsicherung bzw. das Arbeitslosengeld und die Renten zuständigen Sozialversicherungsträgern kommen – ein sozialpolitisches Nullsummenspiel, aber keine Entlastung der in die Sozialversicherung einzahlenden Erwerbstätigen. In der SPD wird daher aus gutem Grund über das Aussetzen der »Rente mit 67« diskutiert.

Unabhängig davon handelt es sich beim Anstieg des Altenquotienten in der historischen Perspektive eher um eine begrüßenswerte als um eine problematische Entwicklung. Das Statistische Bundesamt weist darauf hin, dass im Jahr 1900 12,4 Personen im erwerbsfähigen Alter (15-64 Jahre) auf eine Person über 64 Jahre kamen. Fünfzig Jahre später lag diese Quote bei 6,9 und im Jahr 2000 bei 4,1. Demnach war vor

100 Jahren die Altersstruktur mehr als dreimal so günstig
wie heute. »Müsste es für einen hochrechnenden Ökonomieprofessor nicht rätselhaft sein,« konstatiert Hagen Kühn vom
Wissenschaftszentrum Berlin, »wie in diesem Zeitraum der
materielle Reichtum für alle Altersgruppen so enorm wachsen und parallel zur demographischen Alterung der letzten
50 Jahre das Sozialsystem ausgebaut werden konnte, das nun
nicht mehr zu finanzieren sein soll?« Die aus der volkswirtschaftlichen Perspektive entscheidende Frage ist also nicht
die nach der Entwicklung des Altenquotienten, sondern die
nach der Entwicklung der Produktivität und des wirtschaftlichen Wachstums, die zur Finanzierung des Sozialleistungs-
systems erforderlich ist. Daher sind Investitionen in das Bildungssystem, ohne die eine hohe Produktivität unserer
Volkswirtschaft nicht gesichert werden kann, immer noch
die effektivste Alterssicherung.

Wie diese Diskussion hoffentlich gezeigt hat, empfiehlt sich
also eine Beschränkung der Prognosen auf überschaubare
Zeiträume, wenn man die auf das Gesundheitswesen zu-
kommenden demographischen Probleme realistisch ein-
schätzen will. Szenarien mit einem Zeithorizont von 10 bis
20 Jahren schärfen den Blick für die absehbaren Trends, die
aktuellen Handlungsbedarf signalisieren. Langfristige Prognosen lassen zu viel Raum für Spekulationen, um als
Grundlage für solide politische Entscheidungen taugen zu
können. Man muss auch kein Demograph sein, um zu erkennen, dass wir ab dem Jahr 2015 schrittweise mit einer erhöhten Inanspruchnahme des Gesundheitswesens zu rechnen
haben. Dann kommen die »Babyboomer« der Jahrgänge 1955
bis 1969 in die von einem steigenden Bedarf an medizinischer
Behandlung besonders betroffene Gruppe der 60- bis 70-Jäh-
rigen. Es wäre fahrlässig, diese absehbare Entwicklung zu
leugnen. Dennoch sollte man sich vom Horrorszenario einer

vergreisenden Gesellschaft, in der das Gesundheitswesen mit seinem Expansionsdrang die volkswirtschaftlichen Ressourcen auffrisst und die jüngeren, wirtschaftlich aktiven Generationen von den Kranken und Alten ausgebeutet werden, nicht verunsichern lassen. Dieses von notorischen Talkshowgästen und sich gerne als kritische Mahner aufspielenden Publizisten entworfene Bild basiert allein auf spekulativen Annahmen.

Menetekel 2: Die ruinösen Folgen des demographischen Wandels

Fest steht, dass die demographische Entwicklung in Deutschland den Altersdurchschnitt der Bevölkerung in den nächsten 20 bis 30 Jahren deutlich erhöhen wird und damit auch den Bedarf an ärztlichen und pflegerischen Leistungen. Zudem wird der Anteil der noch nicht oder nicht mehr im Erwerbsleben stehenden Personen an der Bevölkerung weiterhin zunehmen. Dennoch handelt es sich um ein lösbares Problem, wie schon die Tatsache beweist, dass Japan mit einem weitaus höheren Bevölkerungsanteil der über 65-Jährigen nur ca. 70 % unserer pro Kopf-Ausgaben für Gesundheit verzeichnet.

Ähnlich wie beim Altenquotienten gibt es auch zur zukünftigen Entwicklung der Gesundheitsausgaben und der Krankenkassenbeiträge nur grobe Schätzungen, die je nach Methodik und gewähltem Ausgangsannahmen eine große Spannbreite aufweisen. Eine von der bereits erwähnten Enquête-Kommission »Demographischer Wandel« zusammengestellte Übersicht von 16 Beitragssatzprognosen aus den Jahren 1995 bis 2002 ergab für das Jahr 2030 Schwankungen zwischen 16 und 26 %, für 2040 zwischen 15 und 34 % sowie für 2050 bzw. 2055 zwischen 17 und 26 %. Der Ärzteverbän-

den nahestehende Gesundheitswissenschaftler Fritz Beske
kommt in seiner im März 2010 veröffentlichten Studie »Be-
darfsgerechte Gesundheitsversorgung bei begrenzten Mitteln« sogar auf eine Spannbreite von 27 bis 43 %. Diese großen Differenzen basieren auf unterschiedlichen Annahmen
über ein ganzes Bündel variabler Einflussfaktoren, als da
sind:

- die Auswirkungen der Altersstruktur der Bevölkerung auf
  den Behandlungs- und Betreuungsbedarf,
- die Entwicklung und Umsetzung des medizinisch-techni-
  schen Fortschritts,
- Reduzierung bzw. Spreizung der sozialen Ungleichheit,
- das allgemeine Wirtschaftswachstum und die sich daraus
  ergebenden Produktivitäts- und Verteilungseffekte sowie
- die Finanzierungs- und Versichertenstruktur der Gesetzlichen Krankenversicherung.

Die Frage, ob eine steigende Lebenserwartung und der zu-
nehmende Bevölkerungsanteil der über 60-Jährigen zu
wachsenden Gesundheitsausgaben führen, ist gar nicht so
klar zu beantworten, wie es zunächst scheint. Natürlich nehmen ältere Menschen das Gesundheitswesen häufiger in Anspruch als jüngere. Die über 65-Jährigen stellen in Deutschland gegenwärtig ca. 20 % der Bevölkerung, haben aber mit
etwa 45 % einen mehr als doppelt so hohen Anteil an den
Leistungsausgaben der GKV. Dementsprechend ist es auch
unstrittig, dass mit einem wachsenden Altersdurchschnitt
der Bevölkerung die Gesundheitsausgaben steigen werden.
Unklar ist hingegen das Ausmaß dieser Zunahme. Die vorliegenden empirischen Untersuchungen zeigen, dass die
plausibel klingende Regel »je älter, desto teurer« in dieser
Schlichtheit nicht stimmt. Dabei stehen sich zwei Postulate
gegenüber: die Medikalisierungs- und die Kompressionsthese.

Die Medikalisierungsthese geht davon aus, dass mit der Alterung der Bevölkerung die Zahl der chronisch Kranken und Multimorbiden wächst und mit ihr quasi synchron Leistungsinanspruchnahme bzw. Behandlungsausgaben zunehmen. Das scheinen sowohl die Daten des Statistischen Bundesamtes als auch Untersuchungen auf Basis von GKV- und PKV-Daten zu belegen. Sie weisen mit zunehmendem Alter einen Zuwachs an Leistungsausgaben auf. Bei näherem Hinsehen bietet das vorhandene empirische Material allerdings ein die Medikalisierungsthese relativierendes Bild. Es fällt auf, dass die durchschnittlichen Behandlungsausgaben pro Kopf zwischen dem 75. und 89. Lebensjahr ein deutlich geringeres Wachstum haben als zwischen dem 60. und 74. Lebensjahr und ab dem 85. Lebensjahr mehr oder weniger konstant bleiben. Verschiedene Studien geben sogar deutliche Anhaltspunkte dafür, dass die Pro-Kopf-Ausgaben für akutmedizinische Behandlungen ab der Altersgruppe der 70- bis 75-Jährigen sinken. In den USA wurde bereits in den 1980er Jahren in einer Studie über die Behandlungskosten der Rentner-Krankenversicherung Medicare nachgewiesen, dass die über 80-Jährigen erheblich weniger Leistungsausgaben aufwiesen als die unter 65-Jährigen. Dafür gibt es eine Reihe von Erklärungsansätzen. Hochbetagte

- haben bestimmte kostenträchtige Eingriffe bereits hinter sich,
- sind eine gesellschaftliche Selektion von »gesunden Alten«,
- sind aggressiven Therapien nicht mehr gewachsen und werden ihnen daher nicht mehr ausgesetzt,
- haben bei langjährigen Krankheiten wegen der vorab bereits erfolgten diagnostischen Abklärungen geringere Fallkosten.

Auf jeden Fall muss die gängige Vorstellung, die Menschen würden mit zunehmendem Alter immer behandlungsbedürftiger, korrigiert werden. Sie beruht auf zu pessimistischen Annahmen über die voraussichtliche Entwicklung des zukünftigen Gesundheitszustands der Alten.

An diese Phänomene knüpft die bereits in den 1980er Jahren vom Altersforscher James F. Fries entwickelte Kompressionsthese an. Sie sieht zwischen steigender Lebenserwartung und einer Verschlechterung des allgemeinen Gesundheitszustands keinen linearen Zusammenhang. Die Phase ausgeprägter Multimorbidität werde in ein immer höheres Alter verschoben, zugleich nehme die für ältere Menschen eigentlich typische Belastung durch Krankheit und Behinderung ab. Mit einer Verlängerung der Lebenserwartung stiegen als Folge besserer Lebensbedingungen, der Aktivierung der Eigenpotenziale zur Gesunderhaltung sowie einer verbesserten medizinischen Versorgung die Lebensphasen in guter Gesundheit. Der durchschnittliche Gesundheitszustand der über 65-Jährigen ist heute deutlich besser als noch vor 20 oder gar 30 Jahren. Auch ist gut belegt, dass der größte Teil der Gesundheitsausgaben im Laufe eines Menschenlebens in den beiden Jahren vor dem Tod anfällt, wobei es einen gegenläufigen Zusammenhang mit dem Todesalter zu geben scheint:

- Eine Studie im Auftrag der AOK Baden-Württemberg aus dem Jahr 2003 ergab, dass die Behandlungskosten der Sterbenden im Alter von 65 bis unter 70 Jahren pro Fall bei ca. 38 000 Euro lagen, bei Überlebenden hingegen nur bei gut 2 000 Euro. Bei den 80- bis 85-Jährigen sanken die Ausgaben bei den Sterbenden auf 18 500 Euro, bei den Überlebenden stiegen sie auf 24 000 Euro an.
- Ähnliche Ergebnisse brachte eine Studie in den Niederlanden. Demnach verursachen Versicherte im letzten Lebensjahr durchschnittlich das 16fache der Behandlungsausgaben der gleichaltrigen überlebenden Versicherten. Diese Zahlen werden von Erhebungen aus der Schweiz

gestützt, die zeigen, dass die Behandlungskosten für Versicherte im letzten Jahr ihres Lebens fünf- bis siebenmal höher sind als bei den Überlebenden.

- Der Gesundheitswissenschaftler Hagen Kühn berichtet von einem Großprojekt der US-Armee auf Basis medizinischer Daten von Personen, deren Geburtsjahrgänge bis ins 19. Jahrhundert zurückreichen (Blätter für deutsche und internationale Politik 6/2004). Demnach ist das Erkrankungsalter für chronische Krankheiten bei Männern, die zwischen 1895 und 1910 65 Jahre alt waren, deutlich niedriger als bei jenen, die zwischen 1983 und 1992 dieses Alter hatten. Innerhalb von 80 Jahren stieg das durchschnittliche Erkrankungsalter bei den am meisten verbreiteten chronischen Krankheiten (Herz-Kreislauf, Arthritis, Krebs) um zehn Jahre, während sich die Lebenserwartung dieser Gruppe im selben Zeitraum um nur 6,6 Jahre erhöhte.

Wie Surveys aus Schweden, den Niederlanden oder den USA zeigen, hat die Kompressionsthese insbesondere für die Mittel- und Oberschichten einer Gesellschaft eine hohe empirische Evidenz. Das entspricht den Erkenntnissen der Sozialepidemiologie, wonach ein erheblicher Teil der dem Alter zugeschriebenen Morbidität eigentlich sozialer Ungleichheit anzulasten ist. Daraus folgt, dass die Kompressionsthese in dem Maß an Bedeutung gewinnt, wie es gelingt, sozial bedingte Morbiditätsunterschiede abzubauen. Das hat natürlich auch Auswirkungen auf die Schätzungen der Ausgabenentwicklung im Gesundheitswesen. Je nachdem ob die Medikalisierungs- oder die Kompressionsthese zugrunde gelegt wird, kommen Prognosen zur Entwicklung der Gesundheitsausgaben zu unterschiedlichen Ergebnissen. Das ifo-Institut rechnete in einer 2004 für das Bundesfinanzministerium angefertigten Studie aus, dass nach der Medikalisierungsthese die GKV-Beiträge bis 2050 auf 26 % steigen, nach der Kompressionsthese hingegen in etwa konstant bleiben oder nur leicht zunehmen werden.

Die Ausgabenentwicklung im Gesundheitswesen ist also davon abhängig, inwieweit es gelingt, sozial bedingte Disparitäten im Gesundheitszustand der Bevölkerung zu beseitigen. Der Gesundheits-Sachverständigenrat belegt in seinem Jahresgutachten 2009, dass Behandlungs- und Betreuungskosten zwar insgesamt mit dem Alter steigen, man durch gezielte Prävention und geriatrische Rehabilitation den Bedarf an ärztlicher Behandlung jedoch in Grenzen halten kann. Die eigentliche demographische Herausforderung liegt daher nicht in der medizinischen Akut-Versorgung und den spektakulären Erfolgen der Intensivmedizin, sondern im Hinauszögern chronischer Erkrankungen, in der Gesundheitsförderung und der Koordinierung der medizinischen Behandlung mit der sozialen Betreuung älterer Menschen. In diese Versorgungsbereiche muss investiert werden und nicht in das Marketing bzw. in Variationen von bekannten Arzneimittelwirkstoffen oder teure Medizintechnik mit allenfalls geringfügigem Zusatznutzen.

Menetekel 3: Notwendige Rationierung medizinischer Leistungen

Der Präsident der Bundesärztekammer Jörg Hoppe wiederholt auf jedem Ärztetag seine 2008 in einem Zeitungsinterview gemachte Behauptung, der Grundsatz »Alles für alle« sei völlig unrealistisch. Die Politik solle den Menschen endlich reinen Wein einschenken und ihnen erklären, dass »eine Form von Rationierung medizinischer Leistungen unumgänglich ist«. Mittlerweile redet er nicht mehr von einer an Lebensmittelkarten und Mangelwirtschaft erinnernden »Rationierung«, sondern zieht den Begriff »Priorisierung medizinischer Leistungen« vor, aber die Botschaft bleibt die gleiche. Den Bürgern wird suggeriert, dass ihnen in Zukunft nicht mehr alle medizinisch erforderlichen Leistungen zur Verfügung stünden, wenn nicht erheblich mehr Geld ins Gesundheitswesen gepumpt würde. Der oben bereits zitierte Gesundheitswissenschaftler Fritz Beske untermauert diese Drohkulisse mit scheinbar harten Fakten und erklärt:

- Bis 2050 werde die Altersgruppe der Erwerbsfähigen im Alter von 20 bis 64 Jahren von 50 auf 36 Millionen abnehmen, während die Altersgruppe der über 65-Jährigen von 17 auf 23 Millionen anwachsen werde. Das bedeute, auf jede Erwerbsperson käme ein Rentner.

- Diese Entwicklung gehe einher mit einer entsprechenden Steigerung der altersbedingten Erkrankungen. Die Zahl der Herzinfarkte werde um 75 %, die der Schlaganfälle um 62 % und die der Demenzpatienten um 100 % zunehmen.

- Dies wiederum habe dramatische Auswirkungen auf die Krankenkassenausgaben, die schon heute bei den 90-Jährigen pro Kopf vier Mal so hoch seien wie bei den 40-Jährigen.

- Die Zahl der Pflegebedürftigen werde sich bis 2050 von heute 2 auf dann 4,4 Millionen erhöhen.

- Hinzu kämen Mehrausgaben durch den medizinischen Fortschritt, die Beske mit 1 bis 2 % der GKV-Ausgaben pro Jahr veranschlagt. Zusammen mit der demographischen Entwicklung führe dies zu dramatischen, letztlich nicht mehr finanzierbaren Steigerungen der GKV-Beitragssätze. Diese sollen nach Beskes Berechnungen bis 2050 bei einem jährlichen Ausgabenwachstum durch den medizinischen Fortschritt von 1 % auf 27 %, bei einer zweiprozentigen Zunahme auf 43 % anschwellen.

Vor diesem Hintergrund gebe es, so Beske, keine Alternative zu einer Rationierung bzw. Priorisierung medizinischer

Leistungen, deren Rahmen von der Politik festgelegt werden müsse. Es sei notwendig, den Akteuren im Gesundheitswesen Regeln an die Hand zu geben, nach denen eine Rangordnung von unverzichtbaren und weniger dringenden Leistungen erstellt werden könne.

Solche auch von anderen Professoren heraufbeschworenen Menetekel bezeugen einen sehr fragwürdigen Umgang mit realen, aber nicht zwangsläufig bedrohlichen Problemen. Dafür greifen sie auf eine bunte Mischung aus Fakten, Halbwahrheiten, Ideologien und falschen Schlussfolgerungen zurück. Die Eingängigkeit dieses Szenarios, aber auch ihr grundsätzlicher Fehler liegt darin, aktuelle Entwicklungen auf die Zukunft hochzurechnen, dabei aber wesentliche gesellschaftliche und ökonomische Parameter konstant zu halten. Es wird implizit so getan, als müsste man die in 40 Jahren anstehenden Probleme mit den heute vorhandenen Ressourcen lösen. Da wird das Scheitern der Gesundheitspolitik zur sich selbst erfüllenden Prophezeiung.

Diese Kassandrarufe gehen einher mit einer verbreiteten Mystifizierung der modernen Medizin. So verkündet z. B. der Ökonom Walter Krämer seit fast 30 Jahren in Publikationen und Vorträgen die These, die Entwicklung in der Medizin mache den Bürgern Angst, und zwar nicht aufgrund von Pfusch und Fehlern, sondern wegen ihrer Erfolge. Das Hauptproblem liege darin, dass heutzutage medizinisch einfach zu viel möglich sei und man sozusagen in eine »Fortschrittsfalle« laufe: Die Medizin strapaziere unser Sozialgefüge »nicht durch einen Mangel, sondern durch ein Übermaß an Wunderdingen, die ihr heute zu Gebote stehen«. Der medizinisch-technische Fortschritt habe die Grenzen des Finanzierbaren längst überschritten. Nicht alles medizinisch Sinnvolle sei auch bezahlbar; die »optimale Medizin für alle« gehöre der Geschichte an: »Die Produktion von Gesundheitsgütern wird nicht bis zur Sättigungsmenge ausgedehnt,

oder in normalem Deutsch: Es werden sinnvolle und erfolg-
versprechende Diagnosen und Therapien aus Kostengrün-
den unterbleiben.« Solche Behauptungen zeugen von einer
einseitigen Wahrnehmung von Forschungsergebnissen, die
in ihrer Summe kein beständiges Wachstum, sondern einen
abnehmenden Grenznutzen medizinischer Innovationen belegen. Für Nicht-Ökonomen: Jeder zusätzlich in das Medizinsystem investierte Euro bringt im Verhältnis immer geringeren Nutzen. Das bedeutet natürlich nicht, dass man auf
weitere Investitionen in die medizinische Forschung verzichten sollte. Aber man muss sehr genau hinschauen, ob wirkliche Verbesserungen in der Diagnose und Therapie von
Krankheiten vorliegen oder ob es sich um Scheininnovationen handelt, die allein dem Zweck der Gewinnmaximierung
dienen.

Zudem entbehrt Walter Krämers Behauptung, die Medizin befinde sich in einer »Fortschrittsfalle«, weil sie zwar
immer mehr leiste, aber nicht mehr für alle Patienten bezahlbar sei und rationiert werden müsse, einer belastbaren empirischen Grundlage. Er bezieht sich auf spektakuläre Erfolge
z. B. in der Organtransplantation und unterstellt, dass diese
Innovationen massenhaft eingesetzt werden, wo sie doch nur
für einen relativ kleinen Kreis von Patienten überhaupt infrage kommen. Seine Argumentation ist Ausdruck einer
Glorifizierung der Medizin mit der sich selbst erfüllenden
Prophezeiung, sie könne die an sie gerichteten Erwartungen
nur aus ökonomischen Gründen nicht befriedigen. Auf diese
Weise wird die Medizin, wie der Diabetologe Michael Berger
2002 in einem Vortrag beim Royal College of Physicians in
London anmerkte, zu einem »Goldenen Kalb« hochstilisiert:
»Unbeschadet der Aufklärung und des Fortschritts der medizinischen Wissenschaften fußen die Erwartungen und Anforderungen der Öffentlichkeit an das Medizinsystem …
ganz erheblich auf Mystizismus und Irrationalität. Diese ge-

fährliche und kostentreibende Haltung wird umgekehrt gestärkt durch die Fehlorganisation der Praxis des Gesundheitssystems und durch die kapitalistischen Kräfte des medi-
zinisch-industriellen Komplexes.« Das ist keine überzogene
Polemik, sondern eine empirisch belegbare Feststellung eines Mannes, der als langjähriger Klinikchef und Dekan der
Medizinischen Fakultät der Universität Düsseldorf wusste,
wovon er sprach. Die Medizin wird dieser Mystifizierung
und einer daraus resultierenden unrealistischen Erwartungs-
haltung nur durch eine nüchterne Diskussion über ihre
wirklichen Möglichkeiten entgehen.

So muss man die These von Ivan Illich, die etablierte Medizin habe sich zu einer ernsten Gefahr für die Gesundheit
entwickelt, nicht unbedingt teilen, um den Nutzen und die
Fortschritte der modernen Medizin zu relativieren. Die allgemein gestiegene Lebenserwartung der Menschen z. B.
steht nur zu einem Teil im Zusammenhang mit den Erfolgen
der Medizin. Vor allem in zwei Bereichen hat der medizinische Fortschritt allerdings zu einer signifikant erhöhten (statistischen) Lebenserwartung geführt: bei Frühgeburten und
akutem Herzinfarkt. So ist z. B. die sinkende Sterblichkeit bei
Herz-Kreislauf-Erkrankungen der über 55-Jährigen in Ostdeutschland nach 1990 vor allem der verbesserten Ausstat-
tung von Krankenhäusern und Arztpraxen zu verdanken.
Das ändert aber nichts an der in zahlreichen Studien belegten Tatsache, dass die allgemeinen Lebensverhältnisse und
das soziale Gefüge einer Gesellschaft mehr Einfluss auf die
Lebenserwartung eines Menschen haben als die Medizin.
Die Sterblichkeitsraten bei Älteren weisen signifikante soziale Unterschiede auf. Ein Bauarbeiter stirbt in der Regel immer noch deutlich früher als ein Professor, auch bei gleichen
Zugangsregeln zur medizinischen Versorgung. Selbst Maßnahmen zur Prävention und Gesundheitsförderung haben,
wie der Gesundheitswissenschaftler Hagen Kühn nachwies,

je nach sozialer Schicht unterschiedliche Wirkungen. Die Weltgesundheitsorganisation WHO empfiehlt daher für Programme zur Gesundheitsförderung den »Setting«-Ansatz, der das soziale Umfeld stets mit einbezieht.

Vor diesem Hintergrund ist auch die von etlichen Gesundheitsökonomen als Effektivitätsindikator verwendete Relation von Gesundheitsausgaben und Entwicklung der Lebenserwartung fragwürdig. Japan z. B. hat eine deutlich geringere Arztdichte als Deutschland, aber eine höhere allgemeine Lebenserwartung. Man wird daraus kaum den Schluss ziehen können, dass weniger Ärzte mehr Gesundheit bedeuten. Vielmehr weisen diese Relationen darauf hin, dass ein vermehrter Ressourceneinsatz im Medizinsystem nicht zwangsläufig die allgemeine Lebenserwartung erhöht. In dieser Hinsicht waren die Einführung der Gurtpflicht und die Verbesserungen in der passiven Sicherheit der Autos vermutlich effektiver als die Errungenschaften der Medizintechnik. In modernen Gesellschaften, deren Morbiditätsstruktur von chronisch-degenerativen Krankheiten bestimmt wird, besteht der wesentliche Beitrag der Medizin weniger in der Verlängerung der Lebenserwartung als darin, das Leben der Menschen angenehmer zu machen, Leiden zu lindern und die Menschen beim Umgang mit einer Krankheit zu unterstützen.

Keine Frage, die moderne Medizin hatte in den vergangenen Jahrzehnten in dieser Hinsicht bedeutende Fortschritte zu verzeichnen, die hier nur sehr allgemein und beispielhaft angesprochen werden können:

- Es wurden künstliche Gelenke mit hoher Lebensdauer entwickelt, die für viele Menschen eine große Erleichterung in der Bewältigung des Alltags sind.
- Die minimal-invasive Chirurgie ermöglicht Eingriffe mit kurzer stationärer Verweildauer, die früher entweder gar nicht möglich oder mit einem längeren Krankenhausaufenthalt verbunden waren.

- Neue bildgebende Verfahren beschleunigen den Diagnoseprozess und ermöglichen dabei eine genauere Beurteilung der Krankheit. Sie erleichtern die tägliche Arbeit der Ärzte und schonen die Patienten. So sind z. B. explorative Öffnungen der Bauchhöhle kaum noch erforderlich.
- Zur Behandlung von Herz-Kreislauf-Erkrankungen, in der Krebstherapie und in der Psychiatrie bzw. Neurologie wurden Medikamente mit erheblichen therapeutischen Fortschritten entwickelt.
- Organtransplantationen wurden durch eine effektive Beherrschung von Abstoßungsreaktionen zur technischen Routine.

Dieser sicher noch verlängerbaren Liste zum Teil spektakulärer Erfolge stehen allerdings auch zahlreiche Scheininnovationen und Misserfolge gegenüber. Die Medizin ist keineswegs die auf klaren wissenschaftlichen Erkenntnissen basierende Disziplin, als die sie in der Öffentlichkeit erscheint. Etliche ihrer gängigen Verfahren sind eher zweifelhafte Heilungsversprechen ohne gesicherten Nutzen für die Patienten. Eine lukrative Medikalisierung des Lebens bauscht normale körperliche Prozesse des Alterns oder Alltagsbeschwerden zu behandlungsbedürftigen medizinischen Problemen auf. In der englischsprachigen Literatur verwendet man dafür den Ausdruck »disease mongering«, was man mit »Krankheiten verhökern« übersetzen kann. Es gibt zahlreiche empirische Belege für den Mangel an Evidenz von verbreiteten Untersuchungs- und Behandlungsmethoden. Hier ein paar Beispiele:

- 2002 berichtet der »New England Journal of Medicine«, dass eine aggressive neue Methode zur Behandlung von Brustkrebs nicht erfolgreicher ist als die bisherige Standardtherapie, dafür aber erheblich toxischer und doppelt so teuer.

- Ebenfalls im Jahr 2002 belegte die bislang mit 33 000 Patienten größte Studie zur medikamentösen Therapie von Bluthochdruck, dass vermeintlich veraltete Diuretika wirkungsvoller sind als neuere Präparate.

- Im selben Jahr wurde bekannt, dass die seit Jahrzehnten eingesetzte Hormonersatztherapie für Frauen nach der Menopause oft mehr Schaden als Nutzen bringt und sich die Zahl der Herzinfarkte bei den so behandelten Frauen signifikant erhöht hat. Die zu erwartenden Nebenwirkungen sind weit schädlicher als die erhofften positiven Auswirkungen auf den Knochenstoffwechsel. Dennoch handelte es sich dabei bis vor Kurzem um eine gynäkologische Standardtherapie. Mittlerweile wird sie gemäß einer Empfehlung der Bundesärztekammer kaum noch angewendet.

- Seit 2002 weiß man, dass eine weitverbreitete arthroskopische Operationsmethode an verschlissenen Kniegelenken keine wirklichen Effekte hat. Das Geld für diese Operationen, die nach Recherchen des Medizinjournalisten Jörg Blech im Jahr 2000 an mehr als 50 000 Patienten allein in deutschen Krankenhäusern durchgeführt wurden, hätte man sich sparen können.

- Vor einigen Jahren rüsteten sich viele Krankenhäuser für den Einbau eines künstlichen Hüftgelenks mit Robotern aus, die eine größere Stabilität dieses Eingriffs versprachen. Heute weiß man, dass die Haltbarkeit der Hüftgelenke dadurch nicht verbessert wurde. Dafür verlängerten sich die Operationszeiten, und Komplikationen sowie Infektionen traten häufiger auf als beim traditionellen Verfahren.

- Von zweifelhaftem Nutzen sind auch bestimmte Untersuchungen zur Früherkennung von Krankheiten. Das weiß man seit über 20 Jahren, als die Gesundheitsökonomin Louise Russel folgende Bilanz zog: »Screening ist im Fall

von Gebärmutterhalskrebs effektiv, aber jährliches Screening ist nur unwesentlich effektiver als dreijähriges und
wesentlich teurer. Screening im Fall von Prostatakrebs hat
in den letzten Jahren dramatisch zugenommen, vor allem
im Gefolge der Publikationen zum Prostata-spezifischen
Antigen (PSA), aber es gibt keine belastbare Evidenz, dass
die zur Verfügung stehenden Behandlungsverfahren effektiv sind. Screening der gesamten Bevölkerung auf Cho-
lesterin ist ein teures Phänomen der letzten zehn Jahre,
und wahrscheinlich trägt es nicht zur Lebensverlängerung
bei.«

Dem Medizinbetrieb wohnt ein Trend zum »Add-on« inne.
Neue Diagnose- und Behandlungsverfahren ersetzen nicht
immer die alten Methoden, sondern werden oft zusätzlich eingesetzt, und zwar selbst dann, wenn sich ihr mangelnder Nutzen bereits herumgesprochen haben müsste. Hinzu kommt,
dass etliche im Prinzip wirksame Verfahren übermäßig oder
falsch angewendet werden. So steht z. B. die massenhafte, im
Einzelfall oft überflüssige Anwendung bildgebender Verfahren in einem schlechten Verhältnis zu dem damit erzielten
klinischen Nutzen. Auch sind minimal-invasive Eingriffe
nicht per se nützlich, wie die viel zu häufig durchgeführten
Gallenblasenoperationen oder Koronarinterventionen zeigen. 2007 gab es bei Letzteren in Deutschland 550 Eingriffe pro
100 000 Einwohner, während der Durchschnitt der OECD-
Länder bei 200 lag, ohne dass die Sterblichkeitsrate ischämi-
scher Herzkrankheiten bei uns niedriger war.
    Nach einer gängigen Faustformel hat medizinisches Wis-
sen eine Halbwertzeit von durchschnittlich fünf Jahren. Das
heißt, ein Arzt, der auf regelmäßige Fortbildungen verzichtet, verliert schon nach relativ kurzer Zeit den Anschluss an
den Stand des Wissens seiner Disziplin. Und dennoch sind
die Fragen, was medizinischer Fortschritt genau bedeutet

und welchen Nutzen neue Diagnose- und Behandlungsmethoden konkret haben, gar nicht so einfach zu beantworten.
Nach einer viel zitierten Studie von Marilyn Field und Kath-
leen Lohr können nur 4 % der medizinischen Leistungen als
wissenschaftlich sehr gut abgesichert gelten. Bei rund 50 %
kann ein Nachweis der medizinischen Evidenz nicht erbracht werden. Der Rest gilt als einigermaßen bis gut bewährt, d. h., hier bewegen sich die Ärzte auf einem zwar un-
sicheren, aber nicht direkt fragwürdigen Terrain. Die vom
»British Journal of Medicine« im »Clinical Evidence Hand-
book« erstellte Übersicht zur Bewertung medizinischer Dia-
gnose- und Therapieverfahren ergab für 2008, dass je nach
Bewertungsschärfe nur zwischen 34 und 43 % der medizinischen Leistungen einen wissenschaftlichen Nutzen- und
Wirksamkeitsnachweis hatten. Man kann diese Relationen
infrage stellen, zumal für seltene Krankheiten der statistische
Nachweis einer Evidenz wegen der zu geringen Fallzahl gar
nicht erbracht werden kann. Unstreitig ist dabei, dass viele
Verfahren und Therapien, die als medizinischer Fortschritt
angepriesen werden, diese Bezeichnung nicht verdienen und
entweder keinen oder nur einen sehr geringen Zusatznutzen
haben.

Das gilt in besonderem Maße für Arzneimittel. Das
Hauptgeschäft der Pharmaindustrie, so die Bestandsaufnahme von Marcia Angell (Harvard Medical School), besteht seit
Jahren darin, alten Wein in neue Schläuche zu füllen. Von
den zwischen 1998 und 2002 von der amerikanischen Arz-
neimittelbehörde FDA neu zugelassenen 415 Medikamenten
waren nur 14 % wirklich innovativ. Weitere 9 % waren Wei-
terentwicklungen alter Präparate, die die FDA als Verbesserungen bewertet. Die restlichen 77 % waren Analog-Präpara-
te, die keinerlei Fortschritt gegenüber bereits auf dem Markt
befindlichen Medikamenten darstellten und deshalb auch
»Me too«-Präparate genannt werden. Ähnliche Relationen

konnte der Arzneiverordnungsreport 2007 für Deutschland melden. Von den seit 1978 insgesamt zugelassenen 947 neuen Wirkstoffen haben nur 227 therapeutisch bedeutsame neue Wirkprinzipien. Weitere 197 Wirkstoffe weisen zumindest verbesserte pharmakodynamische oder pharmakokinetische Eigenschaften auf, haben also einen gewissen Zusatznutzen. 514 neue Arzneimittel sind »Me too«-Präparate, also im Prinzip überflüssig.

Diese Beispiele für fragwürdige Praktiken im Gesundheitswesen ließen sich beliebig ergänzen. Aber sie zeigen schon in der hier gebotenen Kürze, dass es nicht darum geht, ob die Medizin vielleicht zu viel kann, sondern ob sie nicht eher zu viel verspricht. Am Ende seiner voluminösen Geschichte der Medizin von der Antike bis zur Gegenwart zieht der Medizinhistoriker Roy Porter ein ernüchterndes Fazit: »Die Medizin hat zu übersteigerten Erwartungen geführt, welche die Öffentlichkeit gern übernahm. Da aber diese Erwartungen ins Unermessliche wachsen, werden sie unerfüllbar: Die Medizin wird ihre Grenzen neu definieren müssen, auch wenn ihre Möglichkeiten immer größer werden.« Demnach droht der modernen Medizin tatsächlich eine Fortschrittsfalle. Aber nicht, weil ihre Entwicklung die vorhandenen ökonomischen Ressourcen übersteigt, sondern weil sie oft überbewertet und mystifiziert wird. Aus dieser Falle kommt die Medizin nicht durch vermehrten Ressourceneinsatz mit immer geringerem Zusatznutzen heraus, sondern nur durch die nüchterne und transparente Bewertung ihrer eigenen Möglichkeiten.

Was ist medizinisch notwendig und
wer bestimmt darüber?

Gemäß § 27 Abs. 1 SGB V haben Kassenpatienten einen Anspruch auf Krankenbehandlung, »wenn sie notwendig ist, um eine Krankheit zu erkennen, zu heilen, ihre Verschlimmerung zu verhindern oder Krankheitsbeschwerden zu lindern«. Dabei gilt das so genannte »Wirtschaftlichkeitsgebot«, wonach die Leistungen »ausreichend, zweckmäßig und wirtschaftlich« sein müssen und »das Maß des Notwendigen nicht überschreiten« dürfen: »Leistungen, die nicht notwendig oder unwirtschaftlich sind, können Versicherte nicht beanspruchen, dürfen Leistungserbringer nicht erbringen und die Krankenkassen nicht bewilligen« (§ 12 Abs. 1 SGB V). Mit dieser Rahmenvorschrift soll darauf hingewirkt werden, dass zum einen allen Versicherten eine Versorgung auf dem aktuellen Stand des medizinischen Wissens zur Verfügung steht, zum anderen aber auch nicht mehr als das dafür Erforderliche geleistet wird. Es ist klar, dass eine solche Generalklausel für sich genommen nichts bewirken kann. Welche Leistung ist notwendig und welche nicht? Wann sind Leistungen unwirtschaftlich oder überschreiten das Maß des Notwendigen? Diese Fragen lassen sich nicht mit einem Katalog beantworten, in dem Ärzte und Patienten nachschlagen können, um zu erfahren, wie eine gute und ausreichende Behandlung im Einzelfall auszusehen hat. Diese für die medizinische Wissenschaft oft strittige Frage bedarf vielmehr fachlich kompetenter Clearingstellen, um beantwortet zu werden.

Die oben zitierte Forderung deutscher Ärztefunktionäre nach einer Priorisierung von medizinischen Versorgungsleisten tut so, als gäbe es in der gesetzlichen Krankenversicherung keine Einrichtungen, die festlegen, welche Leistungen erforderlich sind und welche nicht. Das ist Nebelkerzenwerferei, mit der die eigene Verantwortung für diese Aufgabe verschleiert wird. Schließlich sind es nicht zuletzt Vertreter der Ärzteschaft, die auf den konkreten Leistungskatalog der GKV Einfluss nehmen, denn sie gehören dem Gemeinsamen Bundesausschuss (G-BA) an, der sich mit genau dieser Frage beschäftigt. Der G-BA ist das wohl wichtigste Gremium des GKV-Systems, weil von ihm festgelegt wird, welche Leistungen als medizinisch notwendig und effektiv anerkannt werden und daher von der GKV zu finanzieren sind. Deshalb wird er auch der »kleine Gesetzgeber« genannt. Das Beschlussgremium des G-BA besteht aus einem unparteiischen Vorsitzenden mit zwei Stellvertretern sowie jeweils fünf Repräsentanten der Krankenkassen und der Leistungserbringer (Ärzte und Krankenhäuser). Patientenvertreter haben ein Mitspracherecht und das Recht auf Anwesenheit bei der Beschlussfassung, aber kein Mitentscheidungsrecht. Die fachliche Arbeit wird in acht Unterausschüssen geleistet.

Durch das GKV-Modernisierungsgesetz (GMG) bekam der Gemeinsame Bundesausschuss ab 2004 eine zentrale Funktion im deutschen Gesundheitswesen und erhielt als Körperschaft des öffentlichen Rechts folgende Aufgaben:

- Festlegung von Richtlinien, in denen die Leistungen der GKV konkretisiert werden, z. B. in der ärztlichen und zahnärztlichen Behandlung, der Früherkennung von Krankheiten, der Arznei-, Heil- und Hilfsmittelversorgung sowie der häuslichen Krankenpflege.
- Festlegung von Bedarfsplanungsrichtlinien in der vertragsärztlichen Versorgung.
- Bewertung von neuen Untersuchungs- und Behandlungsmethoden und Entscheidung über deren Aufnahme in den Leistungskatalog der GKV.
- Bestimmung von Arzneimittelgruppen, für die Festbeträge erstattet werden.

- Erstellung von Empfehlungen für die Förderung der Qualitätssicherheit und die Anforderungen an die Qualifikation von Ärzten bei der Anwendung von bestimmten Untersuchungs- und Behandlungsmethoden.

Mit diesem Gesetz hielt der Grundsatz der »evidenzbasierten Medizin« Einzug in das deutsche Gesundheitswesen, was einem Quantensprung in der Gesundheitspolitik gleichkam. Zuvor war dieses Paradigma allein das Thema einiger Wissenschaftler, die sich damit in der Medizinbranche nicht beliebt machten. Im staatlichen Gesundheitsdienst Großbritanniens hat man in dieser Hinsicht mit dem 1999 eingerichteten National Institute for Health and Clinical Excellence (NICE) eine längere praktische Erfahrung, die auch darauf beruht, dass man dort die Diskussion über Qualität und Kosten-Nutzen-Bewertungen in der Medizin seit jeher sehr viel nüchterner führt als bei uns. An britischen Universitäten und Lehrkrankenhäusern werden die Medizinstudenten schon früh damit vertraut gemacht, dass bei jedem Behandlungsschritt zu prüfen ist, ob er wirklich medizinisch erforderlich ist oder ob es Alternativen gibt. Nach dem Vorbild von NICE wurde 2004 in Deutschland das Institut für Qualität und Wirtschaftlichkeit im Gesundheitswesen (IQWIG) gegründet. Es liefert dem G-BA die wissenschaftlichen Grundlagen für dessen Entscheidungen.

Evidenzbasierte Medizin ist keine »Kochbuchmedizin«, wie Ärztefunktionäre sie gelegentlich bezeichnen, sondern ein international bewährtes Verfahren zur kontinuierlichen Bewertung und Umsetzung medizinischer Innovationen. Angesichts der für den einzelnen Arzt nicht zu bewältigenden Flut an Informationen über neue Behandlungsmethoden einerseits und der individuell sehr unterschiedlichen Anforderungen durch die Patienten andererseits soll den Ärzten eine praktische Hilfestellung bei der Umsetzung des aktuellen

Wissensstandes in der Medizin gegeben werden. Zunächst wird im Rahmen einer systematischen Literaturrecherche und -bewertung gefragt, welche Nachweise für den jeweiligen Nutzen oder auch Schaden einer Behandlungsmethode existieren. Wenn es bewährte Methoden gibt, müssen neue Verfahren diesen überlegen sein. Gibt es dafür keine statistisch validen Belege, können sie nur im Einzelfall angewendet werden, was allerdings mit den Patienten besprochen werden muss. Dabei handelt es sich nicht um genaue Vorschriften zur Behandlung bestimmter Krankheitsbilder, auch nicht um Empfehlungen, wie sie von medizinischen Fachgesellschaften verbreitet werden. Es geht vielmehr um für die Ärzte in ihrer täglich Praxis anwendbare Methoden zur Ermittlung dessen, was als medizinischer Fortschritt gelten kann und was nicht. Dafür werden praktische Erkenntnisse zu diagnostischen und therapeutischen Verfahren im Hinblick auf ihre Aussagekraft und klinische Relevanz wissenschaftlich nach bestimmten Regeln und auf Basis statistischer Verfahren überprüft. Dabei werden die Behandlungsmethoden nicht nur allein für sich anhand klinischer Expertisen bewertet, sondern auch mit anderen Verfahren verglichen. Ziel ist es, sowohl die Anwendung unwirksamer oder gar schädlicher Behandlungsmethoden als auch die medizinisch unangemessene Anwendung anerkannter Verfahren zu verhindern. In systematischen Reviews führt die nach einem der Pioniere des Konzepts der evidenzbasierten Medizin, Archibald Cochrane, benannte Cochrane Collaboration, ein internationales Netzwerk von Ärzten und klinischen Forschern, das vorhandene medizinische Wissen zusammen. Die Ergebnisse sind auf der Website der Deutschen Cochrane-Gesellschaft abrufbar (www.cochrane.de).

Die Entscheidungen des Gemeinsamen Bundesausschusses über die von den Kassen zu vergütenden Leistungen sind also nicht willkürlich oder folgen irgendwelchen medizinischen Schulen, sondern beruhen auf dem vom IQWIG ermittelten international anerkannten Stand des Wissens. Damit wird die freie Therapiewahl der Ärzte nicht eingeschränkt, vielmehr werden diese darin unterstützt, die dem jeweiligen Behandlungsfall angemessene Therapie anzuwenden und überflüssige Leistungen zu vermeiden. Nur so ist es möglich, den Leistungskatalog der gesetzlichen Krankenkassen transparent und zugleich wirtschaftlich zu gestalten.

IGeL-Angebote: Sinnvolle Leistungen oder Beutelschneiderei?

Viele niedergelassene Ärzte bieten ihren Patienten zusätzlich oder alternativ zu den Kassenleistungen so genannte »Individuelle Gesundheitsleistungen« an, kurz: IGeL. Darunter fallen zahlreiche Diagnose- und Behandlungsmethoden, die allesamt nicht von der GKV bezahlt, sondern privatärztlich abgerechnet werden und keiner wirklichen Qualitätskontrolle unterliegen. Diese IGeL-Angebote lassen sich in verschiedene Gruppen unterteilen. Zum einen sind es Leistungen, die grundsätzlich nicht von den Kassen abgerechnet werden, wie z. B. Schönheitsoperationen oder Wellnessprogramme. Zum größten Teil aber besteht die IGeL-Liste aus medizinischen Leistungen, die nicht als Kassenleistung anerkannt sind, weil sie wegen fehlender medizinischer Evidenz vom G-BA abgelehnt wurden oder er sie einfach noch nicht abschließend beraten hat. Die Liste umfasst aber auch Leistungen, die nur bei eingegrenzten Indikationen von der GKV vergütet werden, wie z. B. Augeninnendruckmessungen oder bestimmte Laborleistungen und Tests.

Nach einer Schätzung des Wissenschaftlichen Instituts der AOK (WIdO) haben 2007 27 % der Kassenpatienten Leistungen aus dem IGeL-Katalog im Wert von etwa 1 Milliarde

Euro in Anspruch genommen. Zwei Drittel davon wurden
vom Arzt vorgeschlagen, nur ein Drittel wurde unaufgefor-
dert von den Patienten selbst nachgefragt. Vor allem Gutver-
dienern werden diese Sonderleistungen angeboten. So berichten 30 % der Einkommensgruppe ab 4 000 Euro pro Monat von einem solchen Vorschlag des Arztes, aber nur 20 %
der Einkommensgruppe bis 1 000 Euro. Knapp 70 % der aus
dem IGeL-Katalog in Anspruch genommenen Leistungen
entfallen dabei auf sieben Leistungskomplexe, die vor allem
zum diagnostischen Bereich gehören:

• Ultraschalluntersuchungen (19,1 %),
• Augeninnendruckmessung (12,7 %),
• Krebsfrüherkennung bei Frauen (12,1 %),
• Blutuntersuchungen und Laborleistungen (9,2 %),
• Medikamente und Heilmittel (7,6 %),
• Kosmetische Leistungen (3,3 %),
• Akupunktur (3,2 %).

Den unbefangenen Betrachter mag es wundern, dass zu diesen von den Kassen nicht bezahlten Leistungen auch Krebs-
früherkennungsuntersuchungen gehören. Aber gerade in
diesem Bereich werden häufig Verfahren mit fragwürdigem
Nutzen angeboten und von den Kassen zu Recht nicht bezahlt. Längst nicht alle Früherkennungsuntersuchungen z. B.
zu Krebs und anderen Erkrankungen sind wirklich sinnvoll.
Einige können sogar schon wegen der damit verbundenen
psychischen Belastungen schädlich sein. Ein Beispiel hierfür
ist der PSA-Test für Prostatakrebs. Bei vielen älteren Männern kann man dabei Werte entdecken, die auf ein irgendwann einmal womöglich entstehendes Karzinom hinweisen,
und selbst wenn tatsächlich eine Krebserkrankung indiziert
ist, erlaubt der PSA-Test keine Aussage darüber, ob eine
frühzeitige Behandlung angezeigt ist. Dies gilt insbesondere
für davon betroffene hochbetagte Männer. Für sich genommen bietet der PSA-Test also kaum Informationswert und

trägt unter Umständen zur Verunsicherung von Patienten bei, die befürchten, an Krebs zu erkranken, obwohl es dafür keine wirklichen Anhaltspunkte gibt.

Über solche fragwürdigen IGeL-Eigenschaften werden die meisten Patienten allerdings nicht hinreichend aufgeklärt, manche überhaupt nicht. Das bereits erwähnte Wissenschaftliche Institut der AOK ermittelte, dass nur jeder dritte IGeL in Anspruch nehmende Patient hierüber mit dem Arzt eine schriftliche Vereinbarung trifft. Überhaupt ist wenig Aufklärung durch die Ärzte zu erkennen. Zumeist werden diese Leistungen mit dem einfachen Hinweis angeboten, dieser medizinische Fortschritt werde von den Kassen nicht bezahlt und müsse daher privat abgerechnet werden. Weshalb die Kassen die Kosten nicht übernehmen und ob diese Leistungen wirklich einen Fortschritt darstellen, darüber wird nur selten mit den Patienten gesprochen. Man tut so, als sei der Ausschluss dieser Leistungen ein einsamer Beschluss der Krankenkassen ohne medizinischen Sachverstand. Dass an den Entscheidungen des G-BA Vertreter der Ärzteschaft maßgeblich beteiligt sind und auch die Krankenkassen keine Sozialversicherungsfachangestellten in dieses Gremium schicken, sondern qualifizierte und berufserfahrene Mediziner, wird verschwiegen oder ist vielen Ärzten gar nicht bekannt.

Der Sozialmediziner Norbert Schmacke bezeichnet den IGeL-Katalog als ein »in pekuniärer Sicht sehr gelungenes, aus der Sicht der ärztlichen Profession und des Vertrauens in die Krankenversicherung perfides Verwirrspiel«. Auch kann er sich, wie Heinz-Harald Abholz, Professor für Allgemeinmedizin, anmerkte, zu einem Sprengsatz für die GKV entwickeln. Dafür nennt er folgende Gründe:

- Die Ärzte haben mit dem IGeL-Katalog eine zweite Einkommensquelle auch für GKV-Patienten und können so mehr Geld verdienen.

- Da es keine von der ärztlichen Selbstverwaltung vorgegebenen Qualitätsrichtlinien für diese Leistungen gibt, geht die Kompetenz des ärztlichen Berufsstandes verloren, sich selbst ethische Normen und Qualitätsstandards zu setzen.
- Innerhalb der Ärzteschaft droht ein Kampf zwischen einzelnen Ärzten und Arztgruppen. Die Patienten werden in eine Auseinandersetzung hineingezogen, »als deren Pole«, so Abholz, »der Lump und der Idealist, der auf sein Einkommen verzichtet, zu bezeichnen sind«.

Umso wichtiger ist es, dass die Krankenkassen ihre Versicherten über ihr im Prinzip sehr hohes Leistungsniveau umfassend informieren und eine neutrale Versorgungsforschung Erkenntnisse dafür liefert, was eine gute Medizin ausmacht und wo deren Grenzen liegen. Das ist die Basis für eine effektive und transparente Steuerung der Gesundheitsausgaben und die einzig sinnvolle Alternative zu einer phantasielosen Kostendämpfungspolitik, die Ausgabenkürzungen nach dem Rasenmäherprinzip verfügt. Die immer wiederkehrende Behauptung, den Krankenkassen liefen die Kosten der medizinischen Versorgung davon, ist, wie gezeigt, falsch. Ihre Ausgaben steigen seit fast 30 Jahren nicht stärker als das allgemeine Wirtschaftswachstum. Von einer »Kostenexplosion« im Gesundheitswesen kann also keine Rede sein. Wenn trotzdem die Krankenkassen immer höhere Beiträge verlangen, liegt dies an den sinkenden Einnahmen, die ihrerseits auf stagnierende, teilweise sogar sinkende beitragspflichtige Einkommen der Versicherten zurückzuführen sind. Das für die Finanzierung der Gesetzlichen Krankenversicherung unverzichtbare Solidaritätsprinzip gilt nur für die unteren und mittleren Einkommensgruppen. Die Besserverdienenden bleiben außen vor und werden Mitglied in einer privaten Krankenversicherung oder zahlen als freiwillig Versicherte wegen der niedrigen Beitragsbemessungsgrenze einen sehr viel günstigeren Beitragssatz. Würden auch diese Bürger in das Solidaritätsprinzip eingebunden, könnten die Krankenkassenbeiträge um bis zu 3 Prozentpunkte sinken.

Das heißt nicht, dass es bei den Gesundheitsausgaben keine Probleme gibt. Wir werden uns darauf einstellen müssen, von unserem Einkommen einen zunehmenden Anteil für die medizinische Versorgung und die Pflege aufzubringen. Das ist aber keine dramatische Entwicklung, die das Gesundheitswesen irgendwann unbezahlbar macht. Es ist ganz normal, dass wir für Dienstleistungen im Laufe der Jahre mehr Geld ausgeben als für industriell gefertigte Konsumgüter. Auch haben Katastrophenszenarien, die wegen der Alterung der Gesellschaft und des medizinischen Fortschritts Krankenkassenbeiträge von 30 Prozent des Einkommens und mehr vorhersagen, keine wirkliche Substanz. Allerdings müssen wir die Strukturen unseres Gesundheits- und Sozialwesens an diese Entwicklung anpassen und uns fragen, ob all das, was sich als medizinischer Fortschritt präsentiert, auch wirklich einen Zusatznutzen für die Menschen bringt.

Kapitel 3

Jammern auf hohem Niveau?
Der Streit ums Geld für Ärzte,
Krankenhäuser und Arzneimittel

Auf jedem Ärztetag ist dasselbe Klagelied zu hören. Ärzte verdienten in Deutschland »deutlich weniger als andere Akademiker« und rangierten im internationalen Vergleich insbesondere von Krankenhausärzten »mit ihrem Einkommen abgeschlagen am unteren Ende«, so der Präsident der Bundesärztekammer Hoppe. In der ambulanten Versorgung führe die Budgetierung der Vergütungen dazu, dass die Kassenärzte gegen Ende eines Quartals für ihre Leistungen kein Geld mehr bekämen und immer mehr Patienten faktisch umsonst behandeln müssten. Hohe Wochenarbeitszeiten von 50 und 60 Stunden sowie eine durch rigides Kostenmanagement und Arbeitsplatzabbau in den Krankenhäusern stark zugenommene Arbeitsbelastung machten den Arztberuf auch dort unattraktiv. Kurzum, die Ärztinnen und Ärzte hätten immer mehr Behandlungsfälle und wachsenden Zeitdruck bei zugleich eingeschränkter Vergütung. Deshalb wanderten deutsche Ärzte zunehmend ins Ausland ab, wo höhere Einkommen und »geradezu paradiesische Arbeitsbedingungen« (Hoppe) sie erwarteten. Auch wachse die Zahl der Ärztinnen und Ärzte, die nicht mehr in Krankenhäusern arbeiten oder sich als Kassenarzt niederlassen wollten, sondern sich stattdessen bei der Pharmaindustrie, Verwaltungen oder Unternehmensberatungen verdingten. Deutschland drohe ein empfindlicher Mangel an Ärzten, wenn man ihnen weiterhin so wenig zahle und unzumutbare Arbeitsbedingungen aufzwinge.

Solche Drohkulissen machen aus Einzelfällen einen Trend.

So fliegt zwar der eine oder andere Kassenarzt zur Aufbesserung seines Einkommens zu lukrativen Wochenenddiensten nach England oder Norwegen, aber das sind Ausnahmen. Die Zahl der im Ausland arbeitenden deutschen Ärzte liegt seit Jahren konstant bei 16 000, dem in etwa ebenso viele in Deutschland arbeitende ausländische Ärzte gegenüberstehen. So unattraktiv wie behauptet können die hiesigen Arbeitsbedingungen für Ärztinnen und Ärzte also nicht sein. Sie verdienen keineswegs so schlecht, wie deutsche Ärztefunktionäre immer wieder behaupten. Ihre Klage über ein zu niedriges Einkommen ist Jammern auf hohem Niveau, das die teilweise ungerechte Verteilung der Vergütungen innerhalb ihres Berufsstandes, wofür die Ärztefunktionäre mitverantwortlich sind, zu verschleiern sucht.

Auch die Pharmaindustrie beschwort regelmäßig ihren eigenen Untergang herauf, wenn ihre üppigen Gewinne beschnitten werden sollen und den Krankenkassen Instrumente an die Hand gegeben werden, um die steigenden Arzneimittelpreise in den Griff zu bekommen. Sind die großen Konzerne betroffen, ist angeblich der Forschungsstandort Deutschland in Gefahr, obwohl ein erheblicher Teil der Produktentwicklungsinvestitionen gar nicht in wirkliche Innovationen, sondern in Variationen bereits bekannter Wirkstoffe und deren Vermarktung gesteckt wird. Alternativ lamentiert man, die Arzneimittelexporte seien bedroht, weil die deutschen Preise als Referenzpreise für den Weltmarkt gelten. Werden den Krankenkassen Möglichkeiten zum Abschluss von Rabattverträgen für bestimmte Arzneimittelgruppen gegeben, sehen sich kleinere Hersteller in Gefahr und der Mittelstand benachteiligt. Die Tatsache, dass die Arzneimittelausgaben der Krankenkassen deutlich stärker steigen als ihre Leistungsausgaben insgesamt und mittlerweile weit über den Ausgaben für Arzthonorare liegen, wird natürlich verschwiegen.

Was verdienen Ärztinnen und Ärzte?

Gleicht man diese Klagelieder mit den wirtschaftlichen Fakten ab, wird schnell deutlich, dass unsere Ärzte zu den Spitzenverdienern unter den Akademikern gehören. Auch den Krankenhäusern kann es so schlecht nicht gehen, wenn sich mittlerweile Investmentfonds für sie als Anlagefeld interessieren. Die Pharmaindustrie verdient gut, auch wenn die deutschen Arzneimittelhersteller ihre internationale Spitzenposition schon lange an Konzerne aus den USA, der Schweiz und Großbritannien verloren haben. Aber das hängt nicht mit dem Niveau der Arzneimittelpreise in Deutschland zusammen – die gehören immer noch zur internationalen Spitze –, sondern mit der weniger erfolgreichen Produktentwicklung deutscher Hersteller. Es gehört zur Arbeitsplatzbeschreibung von Verbandsfunktionären, stets vor der materiellen Verelendung ihres jeweiligen Berufsstandes oder Wirtschaftszweiges zu warnen.

Die letzte Verdienststrukturhebung des Statistischen Bundesamtes weist aus, dass Ärzte im Jahr 2006 ein Durchschnittseinkommen von 75 895 Euro brutto hatten. Mehr verdienten nur Unternehmer und Geschäftsführer (92 556 EUR), Rechtsanwälte (82 195 EUR) und Angestellte in Luftverkehrsberufen (77 796 EUR). Ärzte lagen gleichauf mit Chemikern (75 533 EUR), mit leichtem Abstand vor Elektroingenieuren (70 500 EUR) und Physikern (68 849 EUR) sowie deutlich vor Architekten (54 529 EUR), Hochschul- und Gymnasiallehrern (49 254 EUR bzw. 46 603 EUR). Dass Ärzte im Durchschnitt mehr als doppelt so viel verdienen wie Krankenschwestern bzw. -pfleger (34 757 EUR) oder die in der GKV versicherten Arbeiter und Angestellten (28 500 EUR), sollte nicht verschwiegen werden.

Auch im internationalen Vergleich stehen die deutschen Ärzte nicht so schlecht da, wie Ärztefunktionäre gerne glauben machen. Nach Angaben der OECD betrug 2005 das durchschnittliche, in Kaufkraftparität gemessene Jahreseinkommen von Hausärzten in Deutschland 85 719 US-Dollar. Damit lagen sie zwar hinter den USA (138 000 USD), den Niederlanden (113 147 USD), der Schweiz (104 439 USD) und Großbritannien (100 998 USD), aber vor Frankreich (76 889 USD), Finnland (65 957 USD) und Schweden (62 468 USD). Diese Daten machen zudem deutlich, dass zwischen der Höhe der Ärzteeinkommen und der Qualität der Versorgung kein signifikanter Zusammenhang besteht. Das in internationalen Rankings weit oben stehende schwedische Gesundheitswesen zahlt seinen Ärztinnen und Ärzten weit weniger als die wegen der hohen Verwaltungskosten und großen Versorgungslücken niedriger bewerteten Vereinigten Staaten. Dennoch haben die Ärzte in Schweden eine vergleichsweise hohe Arbeitszufriedenheit, weil ihnen gute allgemeine Arbeitsbedingungen geboten werden.

Insgesamt hat die deutsche Ärzteschaft also keinen Grund, über zu geringe Einkommen zu klagen. Hinter dem vom Statistischen Bundesamt ermittelten Durchschnittseinkommen der Ärzte verbergen sich jedoch erhebliche Unterschiede, nicht nur bei den niedergelassenen Medizinern, sondern auch bei angestellten Ärztinnen und Ärzten in Krankenhäusern. Bei Letzteren liegen zumindest teilweise sachliche, durch ihre jeweilige Qualifikation begründete Gehaltsunterschiede vor. Am unteren Ende der Einkommensskala stehen die in der Weiterbildung zum Facharzt befindlichen jungen Assistenzärzte, die je nach Tarifvertrag und Dienstalter zwischen 3 500 und 4 500 Euro brutto pro Monat verdienen. Oberärzte haben in der Regel Grundgehälter zwischen 5 000 und 7 000 Euro. Hinzu kommen jeweils Zuschläge für Nacht- und Bereitschaftsdienste. Am oberen Ende der Skala stehen

Chefärzte mit zumeist frei ausgehandelten Gehältern und lukrativen Zusatzeinkünften durch Privatpatienten, an denen häufig auch die Oberärzte beteiligt werden. So kommen auch Oberärzte durchaus auf Jahresgehälter von über 100 000 Euro.

Die niedergelassenen Ärzte haben insgesamt einen höheren Einkommensdurchschnitt, wobei es zwischen ihnen in dieser Größenordnung kaum begründbare Unterschiede gibt. Der Vorsitzende der Kassenärztlichen Bundesvereinigung (KBV), Andreas Köhler, behauptet zwar, Kassenärzte würden durchschnittlich nur 3 500 Euro netto im Monat verdienen (Berliner Zeitung, 4. 9. 2010), aber da muss er seine Kolleginnen und Kollegen systematisch arm gerechnet haben. Der für die Kassenärzte geltende einheitliche Bewertungsmaßstab (EBM) ärztlicher Leistungen kalkuliert bei 50 Wochenstunden mit einem rechnerischen Arztlohn von 105 000 Euro brutto pro Jahr, also knapp 9 000 Euro im Monat. Die niedergelassenen Ärzte müssten schon allesamt miserable Steuerberater haben, wenn sie dann nur auf ein durchschnittliches Nettoeinkommen von 3 500 Euro kommen. Das tatsächliche Durchschnittseinkommen der Ärzte nach Abzug der Praxiskosten liegt nach Angaben des Statistischen Bundesamtes aber nicht bei 105 000, sondern bei 164 000 Euro, allerdings einschließlich der Einnahmen durch Privatpatienten. Von einem solchem Einkommensniveau können andere Akademiker nur träumen (siehe Tabelle).

Wie es mit Durchschnittswerten so ist, sie verschleiern oft erhebliche interne Disparitäten. Oder wie es in einem Statistiker-Scherz heißt: Der See war im Durchschnitt nur einen Meter tief, trotzdem ist die Kuh ersoffen. So verdiente nach Angaben des Statistischen Bundesamtes im Jahr 2007 ein niedergelassener Radiologe nach Abzug der Praxiskosten mit ca. 264 000 Euro im Durchschnitt pro Jahr mehr als doppelt so viel wie ein Hausarzt mit 116 000 Euro. Auch ein Or-

Jahresgewinn von niedergelassenen Ärzten 2007

Arztgruppe	Durchschnittlicher Reinertrag pro Jahr in 1000 EUR		
	Gesamt	West	Ost
Radiologen	264	269	234
Orthopäden	186	195	126
Augenärzte	170	181	114
Urologen	167	174	136
Internisten*	158	156	170
Hautärzte	155	166	102
Chirurgen	148	154	125
Gynäkologen	145	151	116
HNO-Ärzte	144	153	98
Neurologen / Psychiater	128	133	95
Kinderärzte	124	130	100
Allgemeinärzte	116	119	102

Quelle: Statistisches Bundesamt / AOK-Bundesverband, eigene Zusammenstellung
* Während im Westen die Mehrzahl der Internisten als Hausärzte praktizieren, haben die Internisten im Osten zumeist eine weiter gehende Gebietsbezeichnung (z. B. Kardiologe). Das erklärt die höheren Einkommen im Osten.

thopäde hatte mit 186 000 Euro ein deutlich höheres Bruttoeinkommen als ein Allgemeinmediziner. Die aktuellen Einkommen der Kassenärzte dürften nach der kräftigen Erhöhung der Gesamtvergütung im Jahr 2009, die gegenüber 2006 insgesamt etwa 4 Mrd. Euro (also + 15 %) betrug, sogar noch höher sein. Man kann nicht behaupten, dass sich hinter dieser Einkommensspreizung angemessene Unterschiede in den Arbeitsleistungen verbergen. Ein Landarzt, der seiner fast nur aus Kassenpatienten bestehenden Klientel rund um die Uhr zur Verfügung steht, dürfte eine weit anstrengendere Arbeitswoche haben als Radiologen oder Orthopäden in lukrativen Großstadtpraxen mit vielen Privatpatienten und freien Wochenenden. Die erheblichen Einkommensunterschiede zwischen Ost- und Westdeutschland sind nicht nur auf den im Westen mehr als doppelt so hohen Anteil der Privatpatienten am Praxisumsatz zurückzuführen. 2008 erhielten die westdeutschen Kassenärzte nach Angaben der Kassenärztlichen Bundesvereinigung im Schnitt 57 Euro pro Fall und Quartal, ihre ostdeutschen Kollegen hingegen nur 48 Euro. Erst mit der GKV-Reform 2007 wurde sichergestellt, dass die Gesamtvergütung ab 2009 in allen Bezirken mindestens 95 % des Bundesdurchschnitts betragen soll.

Dennoch ist der wohl wichtigste Grund für die Einkommensunterschiede von niedergelassenen Ärzten die ungleiche Verteilung der Privatpatienten. Eine Arztpraxis in gut situierten Stadtteilen wie Berlin-Zehlendorf oder Hamburg-Volksdorf wirft deutlich mehr ab als eine in Marzahn oder Wilhelmsburg, in die sich kaum Privatpatienten verirren. Deren Behandlung wird nach einer eigenen Gebührenordnung (GOÄ) vergütet, die nicht nur um etwa ein Drittel höhere Honorare für einzelne Leistungen ermöglicht als der für Kassenärzte geltende einheitliche Bewertungsmaßstab, die GOÄ kennt auch keine Mengenbegrenzung, während für die Behandlung von Kassenpatienten so genannte Regelleistungsvolumina gelten, bei deren Überschreitung die Vergütungen abgesenkt werden (siehe unten). Dadurch sind Privatpatienten deutlich lukrativer als Kassenpatienten. Nach Erhebungen des Statistischen Bundesamtes machten im Jahr 2007 die niedergelassenen Ärztinnen und Ärzte über 25 % ihres Umsatzes mit Privatpatienten, obwohl diese insgesamt nur 10,5 % aller Patienten ausmachen. Vor allem die Fachärzte profitieren von den Privatpatienten. Bei Hausärzten bringen sie im Schnitt 14 % aller Praxiseinnahmen, bei Radiologen, Orthopäden oder Augenärzten mehr als 30 %.

Während die für Privatpatienten geltenden Gebührenordnungen seit über 20 Jahren eine mehr oder weniger gleiche Struktur haben, unterliegt das Vergütungssystem für Kassenärzte einer permanenten Reform. Die Festlegung der Regeln zur Ermittlung angemessener Honorare für ärztliche Leistungen ist eines der schwierigsten Probleme der Gesundheitsökonomie und eine äußerst undankbare Aufgabe für

Gesundheitspolitiker. Ärger ist hier gewissermaßen vorprogrammiert, entweder mit Arztgruppen, die sich benachteiligt fühlen, oder mit den Krankenkassen als Zahlmeister, meist aber mit beiden. Kernproblem ist dabei die Steuerung der von Ärzten erbrachten Leistungsmenge. Es gehört zu den in Kapitel 1 angesprochenen Eigenarten des Gesundheitswesens als eines angebotsinduzierten Wirtschaftszweigs, dass die Ausgaben ohne vertraglich oder gesetzlich geregelte Mengenbegrenzungen übermäßig steigen würden. Jegliche Regulierung wiederum führt zu gezielten Versuchen von Ärzten, bestehende Lücken zu unterlaufen oder zu ihrem Vorteil zu nutzen, mit dem Ergebnis, dass der Gesetzgeber erneut eingreift und die Spielregeln ändert. Auf diese Weise entsteht eine im Prinzip endlose Kette von Vergütungsreformen, die stets versuchen, das Spannungsverhältnis von Mengen und Preisen ärztlicher Leistungen in den Griff zu bekommen, dabei aber immer schon den Keim der nächsten Reform in sich tragen. Das ist kein genuin deutsches Problem, wie die folgende Antwort von Brian Abel-Smith, dem 1996 gestorbenen Nestor der britischen Gesundheitsökonomen, auf die Frage nach dem optimalen Vergütungssystem zeigt: »Alle paar Jahre ein neues, damit es sich niemand darin bequem machen kann.«

Es ist schon eine Herausforderung, die komplizierten Mechanismen der im deutschen Gesundheitssystem geltenden Honorarverteilung so darzustellen, dass man sie zumindest ansatzweise versteht. Die diversen Vergütungsreformen der letzten 30 Jahre haben sich mit der Zeit zu einem Normenmonster aufgetürmt, das nur noch wenige Experten durchschauen. Selbst der Chef der Kassenärztlichen Bundesvereinigung, Andreas Köhler, widerspricht nicht, wenn es als »irre« bezeichnet wird (Berliner Zeitung, 4.9.2010), wobei er wohl im eigenen Interesse verschweigt, dass die Kassenärztliche Bundesvereinigung maßgeblich in die Gestaltung dieses Gesetzestextes eingebunden war. Die Kassenärzte können die von der Kassenärztlichen Vereinigung erstellten Quartalsabrechnungen mittlerweile kaum noch nachvollziehen und beschäftigen im Zweifel auf diese Fragen spezialisierte Unternehmensberater und Rechtsanwälte mit deren Prüfung. Dieses Wirrwarr ist allerdings weniger das Ergebnis einer Regulierungswut aufseiten des Gesetzgebers als des äußerst komplizierten Interessengeflechts in der ambulanten Versorgung, das austariert und auf einen juristischen Nenner gebracht werden muss. In der nachfolgenden Darstellung versuche ich deshalb erst gar nicht, alle Details des Bewertungsmaßstabs für Ärzte, der mit ihm zusammenhängenden Bundesmantelverträge sowie deren weitere Verkomplizierung durch die Umsetzung auf regionaler Ebene zu berücksichtigen, sondern beschränke mich darauf, die Funktionslogik und Abläufe des seit 2009 geltenden Systems aus kollektiv- und einzelvertraglichen Vergütungen so gut es geht verständlich zu machen.

Das Vergütungssystem für Kassenärzte und der »Hamsterrad-Effekt«

Die kassenärztliche Versorgung basiert auf Kollektivverträgen zwischen den Krankenkassen und den Kassenärztlichen Vereinigungen, in die alle Kassenärzte eingebunden sind. Dieses System besteht im Prinzip seit 1931, als der Kassenärztlichen Vereinigung das Vertragsmonopol mit den Krankenkassen in der ambulanten Versorgung gegeben wurde. Mittlerweile hat es in seiner Durchführung zwar zahlreiche Veränderungen erfahren – die letzten in den GKV-Reformen von 2003 und 2007 –, das Grundprinzip aber ist unverändert: Die Landesverbände der Krankenkassen handeln mit der jeweiligen Kassenärztlichen Vereinigung eine Gesamt-vergütung für die ärztliche Versorgung ihrer Versicherten aus. Diese Gesamtvergütung wird dann nach einem zwi-schen der Kassenärztlichen Vereinigung und den Kassenver-bänden vereinbarten Honorarverteilungsvertrag (HVV) auf die Kassen verteilt, wobei die Durchführung in der Hand der KV liegt. Diese Verteilung der Gesamtvergütung basiert auf dem zwischen der Kassenärztlichen Bundesvereinigung und dem GKV-Spitzenverband vereinbarten Einheitlichen Be-wertungsmaßstab (EBM). Dieser definiert die abrechnungs-fähigen ärztlichen Leistungen, die mit Punktzahlen bewertet werden. Der in Cent ausgedrückte Wert eines EBM-Punktes ergibt sich dann auf der jeweiligen Landesebene aus der Zahl der abgerechneten Punkte und der mit den Kassenverbän-den vereinbarten Gesamtvergütung für die ärztlichen Leis-tungen. Auf diese Weise entstehen unterschiedliche Vergü-tungen in den einzelnen Ländern, die aber nur in einem be-grenzten Rahmen voneinander abweichen. Können sich die Verbände der Kassen und Kassenärzte nicht einigen, werden auf Landesebene die Schiedsämter, auf Bundesebene der Er-weiterte Bewertungsausschuss angerufen.

Die Crux dieses Vergütungssystems liegt in der Begren-zung der Leistungsmenge, die ihrerseits erheblichen Einfluss auf die an die Ärzte ausgezahlten Vergütungen hat. Die Ge-samtvergütung hat gesetzlich geregelte Obergrenzen, die seit jeher ein strittiger Punkt von Vergütungsreformen sind. 1993 wurde eine strikte grundlohnorientierte Budgetierung ein-geführt, d.h., die Gesamtvergütung der Kassenärzte durfte nicht stärker steigen als die Beitragseinnahmen je GKV-Mitglied. Überstieg die von den Ärzten erbrachte Leistungs-menge diese Budgetgrenze, wurden die Vergütungen für die einzelnen Leistungen entsprechend abgesenkt. Um die so entstehenden Differenzen zu den erwarteten Einnahmen auszugleichen, erhöhten viele Ärzte ihre Leistungsmenge

und trugen damit zu einer weiteren Absenkung der Einzel-
leistungsvergütungen bei. Diese als »Hamsterradeffekt« bezeichnete stetige Abwertung ärztlicher Leistungen machte
eine verlässliche Kalkulation der Einnahmen einer Arztpraxis natürlich immer schwieriger. Die Ärzte wussten zu Beginn eines Quartals auch bei konstanter Patientenzahl nicht,
wie viel sie in etwa bis zu dessen Ende einnehmen würden,
weil darauf auch die insgesamt von allen Ärzten erbrachte
Leistungsmenge Einfluss nahm.

Diese systematische Schieflage führte 2003 zu der Einführung von so genannten Regelleistungsvolumina (RLV). Zwischen den Kassen und den Kassenärztlichen Vereinigungen
wurden auf Landesebene für die jeweiligen Arztgruppen
Grenzwerte festgelegt, bis zu denen die Leistungen mit festen
Punktwerten vergütet werden. Man ermittelte das Regelleistungsvolumen einer Arztpraxis aus den Abrechnungsdaten
des Vorjahres und orientierte sich dabei an den durchschnittlichen Behandlungskosten je Fall, die mit der Zahl der Fälle
multipliziert wurden. Alle über das Regelvolumen hinausge-
henden Leistungen wurden mit wachsendem Umfang immer
weiter abgewertet. Im Prinzip handelte es sich also um ein
festes Praxisbudget, das Umstände wie z. B. eine wachsende
Patientenzahl nur unzureichend berücksichtigte – was in der
Folge dazu führte, dass Ärzte mithilfe von Praxissoftware
ihre Sprechstunden so steuerten, dass sich die Patienten
möglichst passgenau auf das Praxisbudget verteilten. Hatte
ein Arzt größeren Zulauf als im Vorjahr bzw. der Durchschnitt seiner Fachgruppe, wurden Patienten nicht selten auf
das nachfolgende Quartal vertröstet. Insbesondere in ländlichen Regionen mit einer geringeren Arztdichte führte dies
zu großen Problemen in der Patientenversorgung.

Mit der Einführung der Regelvolumina wurde der »Hams-
terrad-Effekt« zwar weitgehend beseitigt, doch blieb es bei
einer Verlagerung der Krankheitsrisiken auf die Ärzte, weil

sie für die Behandlung von mehr Patienten oder aufwändigeren Fällen als im Vorjahr keine zusätzliche Vergütung erhielten. Hinzu kam, dass die von den Kassen an die KV gezahlte Gesamtvergütung weiterhin auf reinen Kopfpauschalen pro Krankenkassenmitglied basierte, die von Kasse zu Kasse sehr unterschiedlich ausfielen, ohne dass es dafür im Behandlungsbedarf liegende Gründe gab. Erst 2007 einigten sich Union und SPD auf ein morbiditätsorientiertes Vergütungssystem, das auf dem regional zu ermittelnden Gesundheitszustand der Bevölkerung beruht und damit die Kostenrisiken der Morbiditätsentwicklung auf die Krankenkassen verlagern sollte. Hausärzte erhalten eine am Alter ihrer Patienten orientierte Fallpauschale sowie Sondervergütungen für definierte Leistungen (z. B. Impfen oder Vorsorgeuntersuchungen). Die Vergütung der Fachärzte besteht aus drei Komponenten: Neben einer allgemeinen Grundpauschale pro Patient wird eine arztgruppenspezifische Pauschale gezahlt. Hinzu kommen besondere Vergütungen für spezielle und besonders aufwändige Leistungen. Außerdem sollte das Vergütungssystem von einem Punktesystem auf feste Euro-Preise umgestellt werden – was im Grunde genommen eine Illusion ist, weil auch ein solches System nicht ohne Mengenbegrenzungen auskommt, die sich wiederum als Preissenkungen auswirken.

Das Ziel der Reform, die ärztliche Vergütung am tatsächlichen Behandlungsbedarf und den damit zusammenhängenden Praxiskosten zu orientieren, ist richtig. Es entspricht im Prinzip den in der Krankenhausversorgung international mit unterschiedlichen Variationen eingeführten Fallpauschalen. In der Praxis hat die Umsetzung der Reform jedoch noch viele Macken. Aktuell sieht sich der einzelne Arzt mit einem kaum zu durchschauenden Geflecht von regionaler Bedarfsermittlung, auf Bundesebene festgelegten Budgets und arztgruppenspezifischen Honorarverteilungen konfrontiert. Die

komplizierten Stellschrauben dieses Vergütungssystems auf
Bundes- wie auf Landesebene verstehen nur noch die Experten der Krankenkassen und der Kassenärztlichen Vereinigungen, wobei man sich auch bei ihnen darüber nicht immer
sicher sein kann, wie KBV-Chef Andreas Köhler in einem
Zeitungsinterview (Berliner Zeitung, 2. 9. 2010) anmerkte. Im
Folgenden werde ich versuchen, einen allgemeinen Einblick
in die Abläufe und Mechanismen dieses Vergütungssystems
zu geben.

Die Festlegung der vertragsärztlichen Vergütungen folgt
einem abgestuften Entscheidungsprozess. Zunächst wird auf
der Ebene der KV-Bezirke, die meist identisch sind mit den
einzelnen Bundesländern, der Behandlungsbedarf ermittelt.
Dieser ergibt sich aus dem in Punktzahlen bemessenen Leistungsvolumen des Vorjahres, das bei einer Veränderung der
Versichertenzahl oder -struktur angehoben oder gesenkt
werden kann. Mangels anderer valider Indikatoren dient dabei das jeweilige Alter der Versicherten als Anhaltspunkt für
die Morbiditätsstruktur. Wie bereits erläutert, erfolgt die Bewertung dieses Behandlungsbedarfs auf Basis des einheitlichen Bewertungsmaßstabs, der vom Bewertungsausschuss
festgelegt wird. Im EBM werden für definierte Leistungen
jeweils Punktzahlen bestimmt, die den relativen Wert der
einzelnen Leistungen zueinander repräsentieren. Aus der
Multiplikation der erwarteten Behandlungsleistungen mit
deren Punktzahlen ergibt sich das die gesamten Leistungen
erfassende Punktzahlvolumen. Für die anschließende Um-
rechnung in Euro gibt es bundeseinheitliche Orientierungswerte, die als Grundlagen für die jeweiligen Verhandlungen
auf Landesebene dienen, wo wiederum der regional geltende
Punktwert vereinbart wird. Für die Mengenbegrenzung gilt
aber nach wie vor das Regelleistungsvolumen, aufgrund dessen die Gesamtvergütung ex ante auf die Arztgruppen verteilt wird. Überschreiten Ärzte die vorgegebenen Grenzen,

haben sie zunächst keine Anreize, ihre Leistungsmenge oder die Zahl ihrer Patienten auszuweiten. Allerdings erhöht eine gestiegene Fallzahl das Regelleistungsvolumen des Folgejahres. Langfristig lohnt es sich also, zwar seinen Patientenstamm auszuweiten, nicht aber die Leistungsmenge pro Patient.

Das ist natürlich nur eine sehr vereinfachte Darstellung des Aushandlungsprozesses der Vergütungen zwischen Krankenkassen und Kassenärzten. Die Praxis ist durch die verschiedenen Entscheidungsschritte auf Bundes- und Landesebene sehr viel komplizierter. Deren Details werden in den Paragraphen 85 bis 87 des Sozialgesetzbuches V geregelt. Insgesamt umfassen diese mehr als 30 Seiten und werden nur noch von darauf spezialisierten Juristen wirklich durchschaut. Zudem wird hier nur die Gesamtvergütung geregelt, die je nach Arztgruppe und Arztpraxis zwischen 70 und 90 % der Einnahmen ausmacht. Hinzu kommen in wachsendem Maß Selektivverträge, die zwischen einzelnen Krankenkassen bzw. Kassenverbänden und Arztgruppen bzw. einzelnen Arztpraxen für bestimmte Leistungen außerhalb der Gesamtvergütung vereinbart werden. Dazu gehören vor allem strukturierte Behandlungsprogramme für chronisch Kranke oder hausarztzentrierte Versorgungsverträge, in denen sich Versicherte verpflichten, nur einen von ihrer Kasse dafür gesondert vergüteten Hausarzt in Anspruch zu nehmen. Die für Selektivverträge gezahlten Vergütungen müssen mithilfe komplizierter Verfahren aus der Gesamtvergütung herausgerechnet werden, was die Undurchsichtigkeit dieses Systems weiter verstärkt.

Die komplizierte Umsetzung der letzten eigentlich in die richtige Richtung zielenden Vergütungsreform und das komplizierte Nebeneinander von Kollektiv- und Selektivverträgen haben wohl nur deshalb noch zu keinen großen Protesten unter den Ärzten geführt, weil sie einhergingen mit

einer deutlichen Anhebung der zur Verteilung anstehenden
Gesamtvergütung. Gewinner dieser Honoraranhebung sind
vor allem die Kassenärzte in den neuen Ländern, deren Budget 2009 gegenüber 2007 um mindestens 17,2 % erhöht wurde
(Westen: 6,9 %), um eine längst überfällige Anpassung der
Vergütungen in den neuen Ländern an das Westniveau zu
bewirken. Aber auch Länder wie Niedersachen (+ 14,2 %),
das Saarland (+ 11,3 %) und Berlin (+ 10,7 %) profitierten erheblich. Alles in allem gewannen vor allem Kassenärztliche
Vereinigungen mit einem vergleichsweise niedrigen Vergü-
tungsniveau, während diejenigen mit einem überdurchschnittlich hohen Budget eher bescheidene Zuwächse hatten – und von denen kam auch prompt Protest. Die von ihren Funktionären geweckten Erwartungen der Ärzte waren
so hoch, dass enttäuschte Reaktionen nicht ausbleiben konnten.

Eine Vergütungsreform, die alle Ärzte zufrieden stellt,
wird es wohl nie geben. Zudem müssen die Anhebungen der
ärztlichen Vergütungen immer von den Versicherten bezahlt
werden, deren Einkommen sich in weit niedrigeren Dimen-
sionen bewegt als das der Kassenärzte. Insgesamt bleiben
aber beim Thema ärztliche Vergütung noch viele Fragen offen, die nicht allein durch eine Reform des Bewertungsmaßstabs und erst recht nicht durch Anhebungen des Budgets
beantwortet werden können. Solange die Ärzte durch das
duale System von gesetzlicher und privater Krankenversicherung die Möglichkeit haben, mit Privatpatienten mehr
Geld zu verdienen als mit Kassenpatienten, wird man zu keiner sachgerechten Verteilung der Honorare kommen.

Fallpauschalen und das duale System der Krankenhausfinanzierung

Die Krankenhäuser unterliegen einem anderen Finanzierungssystem als die Kassenärzte. Während ihre laufenden Betriebskosten von den Fallpauschalen und Pflegesätzen der Krankenkassen abgedeckt werden, erhalten fast alle in den Landeskrankenhausplan aufgenommenen Krankenhäuser seit Anfang der 1970er Jahre zudem staatliche Fördermittel für ihre Investitionen in Form von Pauschalen pro Bett und der Kostenübernahme von Bauinvestitionen. Auf die Pauschalförderung haben alle vom Land in den Krankenhausplan aufgenommenen Kliniken einen Anspruch, während die Mittel für größere Bauvorhaben vom Land nur auf Antrag gewährt werden.

Dieses duale Finanzierungssystem von Betriebs- und Investitionskosten wurde Anfang der 1970er Jahre eingeführt. Damals befanden sich die meisten Krankenhäuser in einem maroden Zustand. Die von den Krankenkassen gezahlten Pflegesätze konnten die Betriebskosten nicht annähernd decken und boten keinen Spielraum für größere Investitionen. Die Krankenhausträger, damals fast ausschließlich die Kommunen und freigemeinnützige bzw. kirchliche Organisationen, waren mit der Auflösung des dadurch entstandenen Investitionsstaus völlig überfordert. Das Krankenhausfinanzierungsgesetz (KHG) von 1972 übertrug daraufhin die Verantwortung für die Investitionsfinanzierung und die Sicherstellung der Krankenhausversorgung den Ländern, die bis Anfang der 1980er Jahre vom Bund bis zu 30 % der Investitionskosten erhielten. Das löste einen Boom von Krankenhausneubauten aus. Viele unserer Krankenhäuser strahlen daher den herben Charme der Betonarchitektur der 1970er Jahre aus. Ähnlich verhielt es sich Anfang der 1990er Jahre, als mit zusätzlicher Hilfe des Bundes die völlig heruntergekommenen Krankenhäuser in den neuen Ländern saniert werden konnten.

Trotz dieser offensichtlichen Erfolge, als Dauereinrichtung hat das duale Finanzierungssystem der Krankenhäuser den Nachteil, dass die Höhe der von den Ländern bereitgestellten Investitionsmittel von ihrer Kassenlage und vom politischen Willen der jeweiligen Landesregierungen abhängt. Wurden Mitte der 1970er Jahre noch 20 % der Krankenhausausgaben aus den öffentlichen Haushalten finanziert, sank dieser Anteil in den 1990er Jahren auf 10 %. Heute liegt er bei ganzen 5 %, mit weiter abnehmender Tendenz. Einige Länder, wie z. B. Nordrhein-Westfalen, sind zu einer »leistungsbezogenen Investitionsfinanzierung« übergegangen, die von einer Trennung in Einzel- und Pauschalförderung endgültig Abschied nimmt. Es ist also nur noch eine Frage der Zeit, bis die duale endgültig von einer monistischen Krankenhausfinanzierung abgelöst wird. Bereits 1992 hatten sich Union und SPD im Rahmen des Gesundheits-Strukturgesetzes in einer Absichtserklärung auf eine schrittweise Realisierung dieses Ziels geeinigt, allerdings ohne sie verbindlich festzulegen. Die Krankenhäuser müssen sich darauf einstellen, sich nur noch über die von den Krankenkassen bzw. Patienten gezahlten Entgelte zu finanzieren, was vor allem in kleineren Krankenhäusern mit geringer Kapitaldecke zu Problemen führen wird. Wie der Übergang dennoch ohne große Brüche gestaltet werden kann, haben der Gesundheits-Sachverständigenrat und andere Gutachten gezeigt.

Der Auflösungsprozess der dualen Finanzierung geht mit einer radikalen Veränderung des Vergütungssystems für Krankenhausleistungen einher, die 1995 begann und noch nicht abgeschlossen ist. Das duale Finanzierungssystem konnte nur so lange einigermaßen reibungslos funktionieren, wie die Krankenhäuser anlaufende Defizite auf die von den Krankenkassen gezahlten Pflegesätze abwälzen konnten. Bis 1995 galt das Selbstkostendeckungsprinzip, das die Krankenkassen verpflichtete, den Krankenhäusern kostendeckende Pflegesätze pro Behandlungstag zu zahlen, ohne selbst Einfluss auf die in den Kliniken entstehenden Kosten nehmen zu können. Damit konnten die Krankenhäuser zwar ihre Kosten decken, gleichzeitig aber wurde ihnen jeder Anreiz genommen, ihre Kostenstrukturen regelmäßig zu überprüfen und ein modernes betriebswirtschaftliches Management einzuführen. Es kam nur darauf an, die Kapazitäten voll auszulasten und Patienten so lange wie möglich im Krankenhaus zu behalten. So etwas ist nicht nur betriebswirtschaftlicher Unsinn, sondern auch alles andere als patientenfreundlich, denn wer möchte schon länger im Krankenhaus bleiben als unbedingt notwendig?

Das Selbstkostendeckungsprinzip wurde Anfang der 1990 Jahre schrittweise abgeschafft. An seine Stellte trat zunächst ein System von abteilungsbezogenen Pflegesätzen. Bereits zu diesem Zeitpunkt diskutierten Fachleute aber schon längst über die Einführung von diagnosebezogenen Fallpauschalen nach dem Vorbild der in den USA entwickelten »Diagnosis Related Groups« (DRG). Sowohl die Ende der 1980er Jahre eingesetzte Enquête-Kommission zur Strukturreform der gesetzlichen Krankenversicherung als auch der Gesundheits-Sachverständigenrat sprachen sich für ein solches an die deutschen Verhältnisse adaptiertes System aus, in dem definierte Leistungen entsprechend ihrer jeweiligen durchschnittlichen Kosten von den Krankenkassen bezahlt werden. Basis für die DRGs ist ein Patientenklassifikationssystem, das die Patienten in homogene, nach dem Ressourcenaufwand für ihre Behandlung gestaltete Gruppen einteilt. Der Aufbau eines solchen Systems ist eine sehr schwierige Aufgabe. Die Anzahl der Gruppen sollte überschaubar sein, die Definition ihrer Abgrenzungskriterien transparent und objek-

tivierbar. Außerdem müssen regionale Kosten- und Versor-
gungsunterschiede erfasst werden können. Dafür wurden in
Deutschland als Orientierungswerte z. B. die auf die Länder
bezogenen Basisfallwerte eingeführt. Vor allem aber bedarf
es eines qualifizierten Datenapparates und der Entwicklung
von Kostenerfassungsmethoden, die in Deutschland kaum
vorhanden waren, als man die Einführung von DRGs plante.

Erst die rot-grüne Koalition konnte mit ihrem am 1.1.2000
in Kraft getretenen GKV-Reformgesetz die Umstellung der
Krankenhausvergütung auf DRGs durchsetzen. Präzisiert
wurde diese Entscheidung im Fallpauschalengesetz von
2002, das die Grundlagen eines auf die deutschen Bedingungen zugeschnittenen DRG-Systems (G-DRG) definierte. Dessen konkrete Merkmale kamen auf bizarre, die gegensätzli-
chen Interessen in unserem Gesundheitswesen widerspie-
gelnde Weise zustande. Als Vorbild diente das in den USA
für die Senioren-Krankenversicherung Medicare entwickelte
»AP-DRG« System, das die längste praktische Erfahrung vor-
weisen konnte. Die Schweiz hatte es im Jahr 2000 übernommen und an die heimischen Bedingungen angepasst. Auch
andere, in Frankreich, Österreich und Australien entwickelte
DRG-Systeme wurden überprüft. Aus merkwürdigen Gründen einigte man sich schließlich auf den Ankauf eines DRG-
Systems aus Australien, denn man konnte dessen konkrete,
in D-Mark bzw. Euro zu beziffernden Auswirkungen auf das
deutsche Krankenhauswesen nicht genau abschätzen. Für
die konkurrierenden AP-DRGs aus den USA konnte man
hingegen entsprechende Effekte zumindest in der Tendenz
berechnen. Das führte zu einer Entscheidungsblockade, weil
die einzelnen Kassenarten und auch Krankenhäuser unterschiedlich betroffen gewesen wären und es so keinen gemeinsamen Nenner für ein homogenes Bewertungssystem
auch innerhalb der GKV gab. Also einigte man sich auf das

australische System, das dann zum German-DRG-System weiterentwickelt wurde und mittlerweile selbst in andere Länder exportiert wird.

Von den DRGs versprach man sich vor allem drei Vorteile gegenüber den tagesgleichen bzw. abteilungsspezifischen Pflegesätzen. Zum Einen boten die mit dem DRG-System verbundenen Dokumentationserfordernisse die notwendige Transparenz in Bezug auf die Leistungen der Krankenhäuser und deren Wirtschaftlichkeit. Bis dahin wussten die Krankenkassen nämlich faktisch nichts über die Qualität der von ihnen bezahlten Leistungen. Zum Zweiten waren die Krankenhäuser nun endlich gezwungen, ein effektives Kostenmanagement aufzubauen, das es entgegen allen Regeln der Betriebswirtschaftslehre bis dahin nur in wenigen Kliniken gab. Jede Frittenbude wurde kostenbewusster geführt als die Mehrzahl der deutschen Krankenhäuser noch bis in die 1990er Jahre hinein. Beides zusammen brachte den dritten und entscheidenden Vorteil gegenüber den Pflegesätzen: eine Senkung der durchschnittlichen Verweildauer. Sie nahm von 10,1 Tagen pro Fall im Jahr 1998 auf 8,1 Tage im Jahr 2008 ab. Selbst damit liegt Deutschland immer noch gemeinsam mit der Schweiz an der Spitze der OECD-Staaten. In Finnland z. B. liegen die Patienten nur durchschnittlich 4 Tage im Krankenhaus.

Wie oben bereits angesprochen, gibt es im Gesundheitswesen keine perfekten, alle Fehlanreize per se vermeidenden Vergütungssysteme. So waren auch die mit den DRGs verbundenen Risiken von Anfang an bekannt. Dazu zählen vor allem vorzeitige Entlassungen, die Aufteilung länger andauernder Behandlungsfälle in mehrere kurze Behandlungsphasen, die Abwälzung von Kosten auf die ambulanten Versorgungseinrichtungen, falsche Indikationsstellungen mit einer zu hohen Bewertung der Fallkosten sowie Probleme bei der Sicherstellung der Versorgung in ländlichen Regionen. Diese

Probleme sind jedoch prinzipiell beherrschbar, zumal es mittlerweile einen reichhaltigen internationalen Erfahrungsschatz im Umgang mit ihnen gibt. Die DRGs können aber nur als ein System funktionieren, das seine eigenen Grundlagen beständig überprüft. Für diese Aufgabe wurde das Institut für das Entgeltsystem im Krankenhaus (InEK) gegründet, als dessen Träger die Deutsche Krankenhausgesellschaft, der GKV-Spitzenverband sowie der Verband der privaten Krankenversicherer fungieren. Dieses Institut hat sich innerhalb weniger Jahre einen sehr guten internationalen Ruf erarbeitet, was sich u. a. in einem Export der G-DRG-Lizenzen in andere Länder äußert.

Anders als die tatsächlichen Risiken und Probleme der DRGs ist die oft beschworene Gefahr von »blutigen«, also deutlich verfrühten Entlassungen eher eine Drohgebärde der Krankenhausträger als ein reales Phänomen. Das deutsche DRG-System enthält ausreichende Sanktionsmöglichkeiten, um zu frühe Entlassungen aus dem Krankenhaus oder voreilige Überweisungen in Reha-Kliniken und Pflegeheime zu vermeiden. Dazu sieht das Gesetz für die Fallpauschalen einen Spielraum von oberen und unteren Verweildauern (»Grenzverweildauern«) vor. Bei Unterschreitung der unteren Grenze werden die Fallpauschalen gekürzt. Wird die obere Verweildauer aus nachvollziehbaren Gründen überschritten, erhalten die Krankenhäuser für jeden zusätzlichen Tag einen festen Zuschlag. Die Prüfung der Verweildauer erfolgt durch die Krankenkassen mit fachlicher Unterstützung des Medizinischen Dienstes (MDK), einer allen Kassen in medizinischen Fragen zur Verfügung stehenden Serviceeinrichtung. Hinzu kommen vom Gesetzgeber vorgeschriebene Qualitätssicherungsmaßnahmen. Dazu gehören die Verpflichtung der Krankenhäuser zur Teilnahme an Qualitätsvergleichen von Kliniken sowie die obligatorische Erstellung von Quali-

tätsberichten. Außerdem muss für die einzelnen Leistungs-
bereiche eine Mindestanzahl von Behandlungsfällen erreicht
werden, bei deren Unterschreitung die entsprechenden Kliniken als Vertragspartner der Krankenkassen ausscheiden.

Der MDK unterstützt auch mit verdachtsunabhängigen
Stichproben von Krankenhausabrechnungen die Krankenkassen dabei, das als »Upcoding« oder »DRG-creep« bekannte Phänomen einer schleichenden Überbewertung von
Behandlungsfällen zu verhindern bzw. zu sanktionieren.
Werden Fälle bewusst und systematisch höher als medizinisch begründbar eingruppiert, ist dies Betrug und ein Fall
für den Staatsanwalt. Das kommt immer wieder mal vor, ist
aber die große Ausnahme. In aller Regel handelt es sich beim
»upcoding« um Behandlungsfälle, die sich insbesondere bei
Multimorbidität in einer diagnostischen Grauzone befinden
und dann der höher bewerteten Fallpauschalengruppe zuge-
ordnet werden. Führen falsche Kodierungen zu Mehrerlösen
der Krankenhäuser, müssen diese je nach Fall ganz oder teilweise an die Krankenkassen zurückgezahlt werden. Es liegt
auf der Hand, dass dies nicht immer ohne Rechtsstreitigkei-
ten abgeht. Der systematischen Höherkodierung wirkt auch
die Regelung entgegen, dass sich die als verbindliche Orientierung dienenden Landesbasisfallwerte immer nach dem
Kodierstand des vergangenen Jahres richten.

Auch der Vorwurf, das Fallpauschalensystem würde kleine Krankenhäuser in den Ruin treiben und damit die medizinische Versorgung in ländlichen Regionen gefährden, geht
an der Sache vorbei. Die DRGs beschleunigen einen unabhängig von ihrer Einführung laufenden Konzentrationspro-
zess in der stationären Versorgung, sind aber nicht dessen
Ursache. Diese liegt in der Entwicklung des medizinischen
Fortschritts und der unumstößlichen Tatsache, dass Krankenhäuser bzw. deren Abteilungen mit einer niedrigen Fallzahl den allgemeinen Qualitätsansprüchen nicht mehr genü-

gen können. Es ist eine Aufgabe der Landeskrankenhausplä-
ne, Kliniken mit einer zu niedrigen Fallzahl entweder mit
anderen Kliniken zu fusionieren oder entsprechende Abteilungen zu schließen. Das ist zwar meist sehr konfliktreich,
weil die Bevölkerung darin eher einen Verlust als einen Ge-
winn an Versorgungsqualität sieht, aber es gibt in solchen
Fällen keine wirtschaftliche und vor allem im Hinblick auf
die Behandlungsqualität tragfähige Alternative. Die einzig
sinnvolle Perspektive für derartige Einrichtungen in ländlichen Regionen ist deren Umgestaltung zu ambulanten bzw.
teilstationären medizinischen Versorgungszentren und Pfle-
gestützpunkten (siehe auch Kapitel 5).

Die Einführung der DRGs hat, wie bereits erwähnt, zu einer
Senkung der durchschnittlichen Verweildauer der Patienten
im Krankenhaus und dort in der Konsequenz zu einer niedrigeren Bettenauslastung geführt. Letztere sank von 82 % im
Jahr 1998 auf 77 % 2008, was den wirtschaftlichen Druck auf
die Krankenhäuser erhöhte und zu einem deutlichen Anstieg
der durchgeführten Behandlungen führte. Deren Zahl hat
nach Angaben des Statistischen Bundesamtes zwischen 2005
und 2008 um 15,7 % zugenommen, ein Zuwachs, der sich mit
einer veränderten Morbidität nicht einmal ansatzweise erklären lässt. Die Zahl der Patienten blieb in etwa gleich, die
Zahl der pro Patient durchgeführten Behandlungsmaßnah-
men hingegen stieg von durchschnittlich 2,2 auf 2,5. Insbesondere bei den bildgebenden Verfahren (Röntgen, Sonogra-
phie etc.) sind deutliche Zuwächse zu verzeichnen (+ 23,1 %),
ebenso bei den Operationen (+ 13 %).

Das sind deutliche Hinweise nicht nur auf eine Mengen-
ausweitung, sondern auch auf eine Verdichtung der Arbeits-
prozesse in den Krankenhäusern. Letztere hat seit der flächendeckenden Einführung der DRGs zugenommen, wie
empirische Untersuchungen ergeben haben. Es wäre jedoch

falsch, dies den DRGs als solchen anzulasten. Vielmehr haben sie für eine größere Kostentransparenz gesorgt, die ihrerseits zu mehr Kostendruck führte, der nur zu oft ungefiltert an die Beschäftigten in den Krankenhäusern weitergegeben wurde, ohne zugleich organisatorische Veränderungen in den Arbeitsabläufen und betrieblichen Strukturen zu vollziehen. Die Kliniken sind mit diesem Problem übrigens sehr unterschiedlich umgegangen. Häuser mit flachen Hierarchien und größerer Autonomie für Abteilungen und Stationen konnten damit sehr viel besser fertig werden als diejenigen mit tradierten, vom Chefarztsystem bestimmten Strukturen. Der Modernisierungsprozess der Krankenhausunternehmen hat durch die DRGs also einen wichtigen Anstoß bekommen, aber er ist noch nicht einmal in die Nähe eines Abschlusses gekommen.

Die Regulierung der Arzneimittelpreise als Hase-und-Igel-Spiel

Die Anbieterdominanz der Leistungserbringer im Gesundheitswesen beschränkt sich nicht nur auf die Ärzte und Krankenhäuser. Sie gilt mindestens ebenso für die Pharmaindustrie, die auf politische Preisregulierungen mit neuen Produktstrategien zu reagieren pflegt. Dadurch ist in Deutschland das Paradoxon von steigenden Arzneimittelkosten bei stabilen, in bestimmten Marktsegmenten sogar sinkenden Durchschnittspreisen entstanden. Zwischen 2000 und 2009 sind die Arzneimittelausgaben der Krankenkassen um fast 50 % gestiegen, obwohl das allgemeine Preisniveau konstant geblieben ist und die Zahl der Arzneimittelverordnungen sich im selben Zeitraum um 16 % verringert hat.

Dieses scheinbar widersprüchliche Phänomen erklärt sich aus dem zweigeteilten Markt für rezeptpflichtige Arzneimit-

tel. Das eine Marktsegment bilden die so genannten Generi-
ka, Arzneimittel mit denselben nicht mehr patentgeschützten Wirkstoffen, die von mehr als einem Hersteller angeboten werden. Mittlerweile machen diese Nachahmerpräparate
nach Angaben des von Ulrich Schwabe und Dieter Paffrath
herausgegebenen Arzneiverordnungsreports 86 % der von
der GKV erstatteten Arzneiverordnungen aus. Für diese Medikamente gelten seit zwanzig Jahren Festbeträge, die die
Krankenkassen maximal bezahlen. Will ein Patient ein über
diesem Preis liegendes Medikament haben, muss er die Differenz zum Festbetrag aus eigener Tasche zahlen. Seit 2003
können die Krankenkassen außerdem mit den Herstellern
dieser Nachahmerpräparate Rabattverträge abschließen.
Beide Regelungen haben zu deutlichen Preissenkungen auf
dem Festbetragsmarkt geführt. Allein zwischen Januar 2008
und April 2010 sank dort das Preisniveau um ca. 8 %.

Diese Verluste macht die Pharmaindustrie mit enormen
Preissteigerungen im Nicht-Festbetragsmarkt wieder wett,
was Züge eines Hase-und Igel-Spiels zwischen Gesetzgeber
bzw. Krankenkassen und der Pharmaindustrie trägt: Werden
die Generikapreise durch Rabattverträge oder gesetzliche
Vorschriften gesenkt, reagieren die Hersteller mit steigenden
Preisen für patentgeschützte Medikamente und entwickeln
neue, nur geringfügig veränderte Präparate, wenn deren Pa-
tentschutz ausläuft. Allein die 30 umsatzstärksten Neuein-
führungen verzeichneten 2008 einen Umsatzanstieg von
19 %. Insgesamt stieg der Umsatzanteil der patentgeschützten
Medikamente von 27 % im Jahr 1998 auf 37 % 2008. Die Preise für diese Medikamente werden von der Pharmaindustrie
frei festgelegt, eine in Europa sonst nur noch von Dänemark
und Malta durchgeführte Praxis. In allen anderen EU-Ländern werden die Preise der auf Kosten der Sozialversicherungen bzw. öffentlichen Gesundheitssysteme verordneten
Arzneimittel vom Staat reguliert und sind dementsprechend

deutlich niedriger als in Deutschland. Der Arzneiverordnungsreport zeigt, dass die 50 in Deutschland führenden Pa-
tentarzneimittel um fast die Hälfte teurer sind als entsprechende Präparate in Schweden. Seine Autoren errechneten,
dass von den 32,4 Mrd. Euro, die die Krankenkassen 2009 für
Arzneimittel ausgaben, allein 9,4 Mrd. Euro (29 %) hätten
eingespart werden können, wenn der deutsche Arzneimittelmarkt das Preisniveau von Schweden hätte. Die schwarz-
gelbe Koalition nun gibt mit dem Arzneimittelmarktneuord-
nungsgesetz (AMNOG) den Krankenkassen die Möglichkeit
zu Preisverhandlungen mit den Herstellern von patentgeschützten Arzneimitteln. Das ist sicher ein Fortschritt, der
allerdings dadurch behindert wird, dass er erst 2013 wirksam
wird. Bis dahin kann die Pharmaindustrie ihre Preise hoch-
schrauben und sich so eine komfortable Ausgangsposition
für den Preispoker verschaffen.

Wenn der Trend zu teuren Patentarzneimitteln mit einer
entsprechend verbesserten Versorgungsqualität verbunden
wäre, könnte man ihn womöglich tolerieren. Aber davon
kann keine Rede sein. Viele dieser neuen Präparate sind
Scheininnovationen ohne einen wirklichen Zusatznutzen,
der höhere Preise rechtfertigen würde. Nach Ermittlungen
des Arzneiverordnungsreports handelt es sich bei fast der
Hälfte der seit 1986 neu zugelassenen Wirkstoffe um Analog-
präparate, die sich nur durch geringfügige Moleküländerun-
gen von den alten, nicht mehr patentgeschützten Wirkstoffen unterscheiden. Der Vorsitzende der Arzneimittelkommission der deutschen Ärzteschaft, Wolf-Dieter Ludwig,
erklärt, weshalb Medikamente mit zweifelhaftem Zusatznutzen dennoch verordnet werden: Bei den meisten Ärzten kämen nicht die kritischen Botschaften der Zulassungsbehörde
und der Arzneimittelkommission an, »sondern die der Phar-
mawerbung. Und je geringer die Wirkung eines Medika-
ments ist, desto mehr wird von den Firmen in Marketing
investiert« (Der Spiegel 20/2010).

Die Gesundheitsreform von 2003 hat den Krankenkassen und den Kassenärzten ein wichtiges Instrument an die Hand gegeben, damit Scheininnovationen nicht mehr von den Krankenkassen bezahlt werden müssen. Der Gemeinsame Bundesausschuss kann seitdem bei neu auf den Markt kommenden Präparaten deren Erstattung durch die Krankenkassen davon abhängig machen, ob diese Medikamente nicht nur einen Zusatznutzen für die Patienten bringen, sondern auch wirtschaftlicher sind als Arzneimittel mit vergleichbarer Wirkung. Das IQWIG unterstützt ihn dabei in der Wahrnehmung dieser Aufgabe (siehe Kapitel 2), die außerordentlich konfliktreich ist. Die schwarz-gelbe Koalition hat den Gemeinsamen Bundesausschuss in dieser zentralen Funktion allerdings erheblich geschwächt, indem sie ihm im Arzneimittel-Neuordnungsgesetz die Kompetenz entzogen hat, die Kriterien und Methoden der Nutzenbewertung selbst festzulegen. Nunmehr soll das Bundegesundheitsministerium diese Details in einer Rechtsverordnung regeln (§ 35 Abs. 1 SGB V). Damit wird einer Forderung der Pharmaindustrie entsprochen, der die Unabhängigkeit des gemeinsamen Bundesausschusses immer ein Dorn im Auge war. Sie erhofft sich mehr Einfluss, wenn diese Aufgabe von der Bundesregierung übernommen und damit nicht mehr nur nach sachlichen, sondern auch nach politischen Kriterien entschieden wird.

Im Gesundheitswesen wird viel Geld umgesetzt und dementsprechend mit harten Bandagen um die von den Krankenkassen verteilten Mittel gekämpft. Ärztefunktionäre beschwören regelmäßig den Ruin ihres Berufsstandes herauf, obwohl Ärzte, insbesondere die niedergelassenen und die Chefärzte, zu den Spitzenverdienern in unserer Gesellschaft gehören. Allerdings gibt es ungerechtfertigte Einkommensunterschiede unter den Kassenärzten. So verdienen z. B.

Hausärzte noch nicht einmal halb so viel wie Radiologen, obwohl sie höhere Arbeitsbelastungen haben. Auch ist das System der ärztlichen Vergütung intransparent und so kompliziert, dass es nur noch wenige Experten verstehen können. Hier besteht wirklicher Reformbedarf. Die Krankenhausfinanzierung befindet sich in einem langwierigen Umbauprozess. Das duale Finanzierungssystem, in dem die Krankenkassen die laufenden Betriebskosten tragen, während die Länder für die Investitionen verantwortlich sind, hat sich völlig überlebt. Es ist an der Zeit, ein monistisches Entgeltsystem einzuführen, in dem die von den Krankenkassen gezahlten Preise bzw. Fallpauschalen die gesamten Kosten abdecken. Die Arzneimittelpreise sind in Deutschland nach wie vor höher als in den meisten anderen europäischen Ländern. Vor allem die patentgeschützten Arzneimittel sind bei uns sehr viel teurer als im Ausland. Dabei haben sie oft keinen wirklich nachgewiesenen Zusatznutzen.

Kapitel 4

Kopfpauschale statt
einkommensabhängiger Beiträge?

Die Schäden der Privatisierung
gesundheitlicher Risiken

Seit ihrem Gründungsjahr 1883 besitzt die gesetzliche Krankenversicherung drei ordnungspolitische Eckpfeiler: Sie ist
eine Pflichtversicherung für Arbeitnehmer, besteht aus zahlreichen Krankenkassen und wird paritätisch von Arbeitgebern und Versicherten über Beitragssätze abhängig vom Erwerbseinkommen der Arbeitnehmer finanziert. Dieses System wurde bis vor wenigen Jahren nicht wirklich infrage
gestellt, sieht man von den nach dem II. Weltkrieg in der So-
wjetzone bzw. der DDR sowie in Berlin und im Saarland eingerichteten Einheitsversicherungen einmal ab. Auch die solidarische Beitragsfinanzierung stand bis Ende des 20. Jahrhunderts nicht zur Debatte. Sie galt immer als grundlegende
Errungenschaft unseres Sozialstaates, die nur von politischen
Außenseitern bekämpft wurde. Zwar hat es seit den 1980er
Jahren immer wieder Vorschläge von marktradikalen Ökonomieprofessoren und Publizisten zum Umbau der sozialen
in eine private Krankenversicherung für alle Bürger gegeben,
aber das waren eher akademische Spielereien und ideologische Spiegelfechtereien als wirklich ernst zu nehmende politische Initiativen.

Vor etwa zehn Jahren änderte sich die Lage, als in der Öffentlichkeit die Diskussion aufkam, der Standort Deutschland sei wegen zu hoher Lohnkosten und Sozialabgaben unattraktiv, und der deutschen Wirtschaft drohe deshalb der

Verlust ihrer globalen Wettbewerbsfähigkeit. Diese bereits die Agenda 2010 von Bundeskanzler Schröder mit ihren »Hartz-Gesetzen« bestimmende Behauptung dient auch der seit Oktober 2009 regierenden schwarz-gelben Koalition als Grundlage für ihre Pläne, die Finanzierung der Gesetzlichen Krankenversicherung von den Arbeitskosten abzukoppeln und schrittweise in ein Kopfpauschalensystem mit einem aus Steuern finanzierten Sozialausgleich umzustellen. Außerdem möchte man die Eigenbeteiligung der Patienten an den Behandlungskosten ausbauen und zukünftige Generationen durch den Aufbau von Altersrückstellungen entlasten. Nur so meint man das chronisch defizitäre, von ständigen Beitragssatzerhöhungen geplagte GKV-System finanziell wieder auf Kurs bringen, das von zu hohen Sozialgaben gebremste Wirtschaftswachstum fördern und für mehr Generationengerechtigkeit sorgen zu können.

Diese mit der Phrase von der »Stärkung der Eigenverantwortung« kaschierte Politik der Privatisierung von Gesundheitsrisiken ist jedoch nicht einmal ansatzweise in der Lage, die Finanzierung der Gesetzlichen Krankenversicherung nachhaltig zu sichern. Das Gegenteil ist der Fall. Sie höhlt das Solidaritätsprinzip aus, führt zu steigenden Belastungen für die Patienten ohne irgendeinen Zusatznutzen und kann sogar das den Arbeitgebern gemachte Versprechen nicht einlösen, sie von Arbeitskosten zu entlasten. Auch ist die Vorstellung, ein Kapitalfonds würde die demographischen Probleme der Krankenkassen besser bewältigen können und für mehr Generationengerechtigkeit sorgen als die Umlagefinanzierung, nichts als eine Schimäre. Kurzum, und wie ich im Folgenden noch genauer zeigen möchte: Die GKV-Finanzen werden mit einer Privatisierung der Risiken nicht saniert, sondern weiter ausgehöhlt.

Die Kopfpauschale:
Philipp Röslers Holzweg

Nach Aktenlage hätte man annehmen können, dass sich
Union und FDP in ihren Koalitionsgesprächen nach der
Bundestagswahl 2009 reibungslos auf die Ablösung der einkommensbezogenen Beitragsfinanzierung der Gesetzlichen
Krankenversicherung durch eine einheitliche Kopfpauschale
für alle Versicherten würden einigen können. Die Union hatte bereits 2005 in ihrem Wahlprogramm die Einführung einer einheitlichen »Gesundheitsprämie« angekündigt, und
die FDP war schon immer für jede Art von Privatisierung
der Krankenversicherung zu haben. Der Koalitionsvertrag
von CDU/CSU und FDP vom Oktober 2009 bietet aber nur
vage Ankündigungen. Wörtlich steht dort:»Langfristig wird
das bestehende Ausgleichssystem überführt in eine Ordnung
mit mehr Beitragsautonomie, regionalen Differenzierungs-
möglichkeiten und einkommensunabhängigen Arbeitneh-
merbeiträgen, die sozial ausgeglichen werden.« Diese For-
mulierung lässt einen großen Interpretationsspielraum für
die kurzfristigen, noch in dieser Legislaturperiode zu ergrei-
fenden Schritte.

Ebendieser Interpretationsspielraum wurde denn auch
von Politikern beider Koalitionsparteien, insbesondere der
CSU und der FDP, ausgiebig und zur Freude der Journalisten
für interne Streitereien genutzt. Bundesgesundheitsminister
Rösler trat nach seinem Amtsantritt alle nasenlang mit einer
neuen Idee in die Öffentlichkeit, die dann tags drauf wieder
relativiert wurde, weil es spürbaren Gegenwind aus der Union gegeben hatte, insbesondere von der CSU. Das öffentliche
Gezänk unter Koalitionspolitikern hatte einigen Unterhal-
tungswert. Der Parlamentarische Staatssekretär im Gesund-
heitsministerium (BMG) Daniel Bahr (FDP) beschimpfte die

CSU-Kollegen als »Wildsäue«, CSU-Generalsekretär Alexander Dobrindt wiederum sah im BMG eine »Gurkentruppe« am Werk. Die Kanzlerin hielt sich zurück und verwies bei entsprechenden Fragen auf den Koalitionsvertrag, in dem es sibyllinisch heißt: »Zu Beginn der Legislaturperiode wird eine Regierungskommission eingesetzt, die die notwendigen Schritte festlegt.« Diese Kommission tagte nur ein einziges Mal im Mai 2010 und stellte danach ihre Arbeit ein. Mittlerweile war jedem die Grundrechenarten beherrschenden Koalitionsabgeordneten klar geworden, dass die mit einem Kopfpauschalensystem verbundene Finanzierung des Sozialausgleichs über den Bundeshaushalt angesichts dessen ohnehin schon hoher Nettoneuverschuldung von fast 60 Mrd. Euro nicht finanzierbar ist. Außerdem hatten Union und FDP nach den Wahlen in Nordrhein-Westfalen im Sommer 2010 die für die gesetzliche Umsetzung dieses Projekts erforderliche Mehrheit im Bundesrat verloren.

Der aktuelle koalitionsinterne Streit um die Kopfpauschale ist die Wiederholung einer bereits vor der Bundestagswahl 2005 in der Union geführten Debatte. Die CDU-Vorsitzende Angela Merkel hatte am 1. Dezember 2003 auf dem CDU-Parteitag in Leipzig den Beschluss durchgesetzt, »das heutige System der gesetzlichen Krankenversicherung in ein kapitalgedecktes, einkommensunabhängiges und erheblich demographiefesteres System einer ›Gesundheitsprämie‹ zu überführen«. Sie wollte sich damit gegenüber ihrem Kontrahenten um den Parteivorsitz, Friedrich Merz, mit einem Sachthema profilieren. Alte sozialpolitische Kämpen der Union wie Norbert Blüm und Heiner Geißler stritten auf diesem »neoliberalen Erweckungsparteitag« (FAZ) vergeblich gegen den Abschied der CDU von der Tradition einer solidarischen Beitragsfinanzierung der Sozialversicherung. Der Parteitagsbeschluss folgte weitgehend den Empfehlungen der vom CDU-Bundesvorstand Anfang 2003 eingesetzten Kommissi-

on »Soziale Sicherheit« unter Leitung des Altbundesprä-
sidenten Roman Herzog, auch »Herzog-Kommission« genannt. Sie war die Antwort der Union auf eine von der rot-
grünen Bundesregierung zur gleichen Zeit eingesetzte
Kommission unter Leitung des Ökonomen Bert Rürup mit
dem Auftrag, Konzepte für eine Reform des Sozialstaats zu
entwerfen. Während die Rürup-Kommission mit der solidarisch finanzierten Bürgerversicherung sowie einem Modell
mit fester Kopfpauschale und einem Sozialausgleich über
Steuern zwei alternative Formen der GKV-Finanzierung aus-
arbeitete, legte sich die Herzog-Kommission auf die Kopfpauschale fest.

Zwischen CDU und CSU kam es zu heftigen Auseinander-
setzungen. Die CSU, allen voran Horst Seehofer, lehnte schon
damals eine einheitliche Kopfpauschale für alle Versicherten
ab und wollte an der einkommensbezogenen Beitragsfinanzierung festhalten, konnte sich damit aber nur teilweise
durchsetzen. Für das Wahlprogramm 2005 einigte man sich
dann auf einen Kompromiss. Die Krankenkassen sollten von
allen Versicherten eine einheitliche »Gesundheitsprämie« als
kostendeckenden Beitrag erhalten, dessen Höhe den Versichertenanteil des alten Beitragssatzes nicht überschreiten
sollte. Die Kalkulation dieser Kopfpauschale blieb ebenso im
Dunkeln wie die Finanzierung des Sozialausgleichs. Der Arbeitgeberanteil sollte weiterhin prozentual zum Arbeitseinkommen erhoben, aber dauerhaft festgeschrieben und damit
von der Entwicklung der Krankheitskosten abgekoppelt werden. Auf eine konkrete Höhe legte man sich noch nicht fest.
Kinder sollten beitragsfrei mitversichert, die dafür anfallenden Kosten aus Steuermitteln bestritten werden. Diese Leitlinien stimmen weitgehend mit dem von Rösler und der FDP
nach der Wahl 2009 favorisierten Konzept überein. Es stellte
sich jedoch schnell heraus, dass es einen großen Pferdefuß
gab: Das im Koalitionsvertrag gegebene Versprechen, kein

Versicherter solle durch die Kopfpauschale schlechter gestellt werden als beim geltenden Beitragssystem, ist, wenn überhaupt, nur mit hohen Zuschüssen aus dem Bundeshaushalt einlösbar. Der aber hat angesichts seines durch die Finanzkrise und das Bankenrettungspaket verursachten Defizits von ca. 60 Mrd. Euro keinen Spielraum für eine weitere Stützung der Gesetzlichen Krankenversicherung.

Das Institut für Gesundheitsökonomie und Klinische Epidemiologie der Universität Köln hat die Effekte eines steuerfinanzierten Sozialausgleichs in der GKV für das Jahr 2011 auf Basis von repräsentativen Daten zur Einkommensverteilung durchgespielt:

- Bei Gesamtausgaben der GKV von 180 Mrd. Euro und einem für 2010 bereits beschlossenen Zuschuss aus dem Bundeshaushalt von 14 Mrd. Euro müssen 166 Mrd. Euro aus GKV-Beiträgen bestritten werden, von denen die Versicherten 53 %, also 88 Mrd. Euro zu tragen haben.

- Bei 50,6 Mio. GKV-Mitgliedern bzw. Beitragszahlern errechnet sich daraus eine monatliche Kopfpauschale von 145 Euro. Der aus dem Bundeshaushalt zu finanzierende Sozialausgleich erfordert 35,66 Mrd. Euro.

- Werden alle 58,9 Mio. erwachsenen Versicherten, also auch die bislang mitversicherten Ehegatten, prämienpflichtig, sinkt die Prämie pro Person auf 125 Euro. Dafür steigt der Sozialausgleich auf 38,66 Mrd. Euro, weil die Belastungsgrenze von 8 % des Einkommens bei einer von einem Ehepaar zu zahlenden Kopfpauschale von 250 Euro dann häufiger erreicht wird.

Eine alternative Schätzung von Matthias Albrecht (IGES Berlin) basiert auf anderen Berechnungen der Einkommensverteilung und kalkuliert bei einer gleich hohen Kopfpauschale von 145 Euro das Volumen des Sozialausgleichs auf ca. 22 Mrd. Euro. Egal ob der Sozialausgleich 35 oder 22 Mrd. Euro aus dem Staatshaushalt erfordert, er übersteigt die Möglichkeiten des Bundes und wäre nur mit drastischen Steuererhöhungen zu finanzieren.

Das sah Philipp Rösler zunächst ganz anders. Ende 2009 verstieg er sich noch in einem Interview mit der Süddeutschen Zeitung (5. 12. 2009) zu der Behauptung, sogar Steuersenkungen seien finanzierbar: »Wir setzen darauf, dass die Steuersenkungen Wachstum und somit höhere Einkommen bringen.« Aus diesem Traum riss ihn jedoch im Februar 2010 eine präzise auf den Punkt zielende Kleine Anfrage der Grünen im Bundestag, deren Beantwortung durch das Bundesfinanzministerium (BMF) für Rösler ein Schlag auf die Zwölf war (BT-Drucksache 17/691). Bei einem Volumen des bei einer Kopfpauschale aus Steuern zu finanzierenden Sozialausgleichs von 35 bzw. 22 Mrd. Euro ergeben sich laut BMF folgende Konsequenzen für die Steuertarife:

- Man müsste den Einkommensteuertarif insgesamt linear um etwa 5 bzw. 3 % anheben.
- Wollte man diese Belastung auf die oberen Steuersätze beschränken, würden diese jenseits eines steuerpflichtigen Einkommens von 179 664 bzw. 120 644 Euro auf 100 bzw. 73 % steigen.
- Der von der FDP propagierte Stufentarif von 10, 25 und 35 % müsste um jeweils 14 bzw. 12,5 Prozentpunkte angehoben werden.

Eher würden Union und FDP die Verstaatlichung aller Banken fordern, als auch nur einer dieser Steueranhebungen zuzustimmen. Wollte man stattdessen den Sozialausgleich über die Mehrwertsteuer finanzieren, müsste der Regelsteuersatz laut BMF von derzeit 19 auf 23 bzw. 21,5 % angehoben werden. Das aber hätte mit einer sozial gerechten Lastenverteilung nichts mehr zu tun, da die Mehrwertsteuer von allen Bürgern gleichermaßen getragen wird und weder Progressionsstufen noch Sozialausgleich kennt. Ganz zu schweigen von den gesamtwirtschaftlichen Konsequenzen durch die Schwächung der eh schon viel zu geringen Binnennachfrage.

Aber auch ohne dieses aktuelle fiskalische Dilemma kann die Kopfpauschale den Anspruch nicht erfüllen, den ihre Verfechter immer in den Vordergrund stellen: Sie sei sozialer als die geltende Beitragsfinanzierung, weil über die Steuerfinanzierung des Sozialausgleichs auch die über der Beitragsbemessungsgrenze liegenden Einkommen und die Mitglieder der Privaten Krankenversicherungen in den Gesundheitsfonds einzahlen müssten. Diese Behauptung ist Augenwischerei. Zunächst einmal werden die Besserverdienenden durch die Kopfpauschale entlastet. Nehmen wir das Beispiel eines freiwillig in der GKV Versicherten mit einem Monatsgehalt von 6 000 Euro brutto. Bei einem allgemeinen Beitragssatz von 15,5 %, einer Beitragsbemessungsgrenze von 3 712 Euro und einem Versichertenanteil von 8,2 % zahlt er ab 2011 einen monatlichen Beitrag von 304,40 Euro. Diesen Betrag zahlen alle freiwillig in der GKV versicherten Angestellten unabhängig von der Höhe ihres Gehalts. Für sie gilt also bereits eine Kopfpauschale, die in Röslers ursprünglichem Konzept 145 Euro kosten würde, also noch nicht einmal die Hälfte ihres aktuellen GKV-Beitrags. Das wäre ein äußerst attraktives Angebot für gut verdienende Angestellte, die vor der Wahl zwischen einer gesetzlichen oder einer privaten Krankenversicherung stehen, vor allem dann, wenn sie Kinder und nicht erwerbstätige Ehepartner haben, für die sie in einer privaten Krankenkasse extra Prämien zahlen müssten. Es ist daher verständlich, wenn der PKV-Verband gegen die Kopfpauschale Front macht. Bereits während des Bundestagswahlkampfs 2005 hatten einige private Versicherer angekündigt, aus dem Geschäft der Vollversicherung auszusteigen, sollte die Union mit ihrem damaligen Modell einer Kopfpauschale Ernst machen, denn damit könnten sie nicht seriös konkurrieren. So gesehen könnte man, wenn man nicht wüsste, dass der schwarz-gelben Koalition die Geschäftsinteressen der PKV ein wichtiges Anliegen sind (siehe

Kapitel 1), sogar auf die Idee kommen, Philipp Rösler sei ein verdeckter Agent der Bürgerversicherung.

Nicht nur CDU- und FDP-Politiker, auch namhafte Ökonomieprofessoren behaupten, der Sozialausgleich funktioniere grundsätzlich zielgenauer über das Steuersystem, auch wenn das den Bundeshaushalt momentan überfordere. Dann würden nämlich auch Bankdirektoren und Millionäre, die sich jetzt dem Solidarausgleich völlig entziehen, indirekt an der Finanzierung der GKV beteiligt werden. Philipp Rösler wörtlich: »Im Steuersystem werden alle Bürger und alle Einkünfte für den Ausgleich zwischen Arm und Reich herangezogen. Die Krankenversicherung ist da für den Ausgleich zwischen Kranken und Gesunden. Den Ausgleich zwischen Arm und Reich muss es geben – aber er ist besser aufgehoben im Steuersystem« (Die Zeit, 26.11.2009). Für den unbefangenen Betrachter mag diese These zunächst einleuchtend klingen. Sie hat aber keine Substanz. Zum einen könnte sie allenfalls dann funktionieren, wenn nur die Lohn- und Einkommenssteuern zur Finanzierung dieses Ausgleichs herangezogen würden. Die aber machten 2009 nur ein Drittel des gesamten Steueraufkommens aus. Gut 60 % der Steuereinnahmen kommen aus Umsatz- und Verbrauchssteuern, die von Arm und Reich gemeinsam getragen werden; hier gibt es keinen Sozialausgleich und keine Steuerprogression. Die u. a. vom »Spiegel« (9/2010) aufgestellte Behauptung, die Kopfpauschalen würden die Besserverdienenden zwar zunächst entlasten, dem stehe aber eine höhere steuerliche Belastung gegenüber, ist irreführend. Sicher könnte man zur Finanzierung des Sozialausgleichs in der GKV die Lohn- und Einkommenssteuern gezielt für die Besserverdienenden anheben. Aber wenn sie tatsächlich die Kosten des Sozialausgleichs abdecken sollen, hätte das die oben bereits erwähnten Effekte, die auch den »Spiegel«-Redakteuren vermutlich nicht gefallen würden.

Die Kopfpauschale ist aber nicht nur eine Entlastung der Besserverdienenden auf Kosten des Bundeshaushalts, die nur über ein noch höheres Defizit oder Steuererhöhungen zu finanzieren ist. Sie erschwert und verteuert auch den Einzug der Beiträge und das Sozialausgleichsverfahren erheblich. Soll der Versicherungsbeitrag weiterhin von den Arbeitgebern eingezogen werden, müssten diese in Zukunft gesonderte Angaben zum Familienstand und dem Beschäftigungsstatus der Familienangehörigen ihrer jeweiligen Beschäftigten einholen. Dadurch entstehen nicht nur zusätzliche Verwaltungskosten, auch sind die damit verbundenen rechtlichen Probleme (u. a. der Datenschutz) noch zu klären. Überlässt man den Beitragseinzug den Krankenkassen, müssen diese neben dem bestehenden Einzugsverfahren bei den Arbeitgebern noch ein gesondertes System für die Versicherten aufbauen, mitsamt dem dazugehörenden Mahnverfahren. Außerdem müssten die Versicherten bei Erreichen der Sozialausgleichsgrenze Anträge stellen, wenn sie denn überhaupt ihre entsprechenden Ansprüche kennen. Die Erfahrungen mit der Überforderungsklausel bei Zuzahlungen (nicht mehr als 2 % des Haushaltseinkommens) stimmen nicht optimistisch. »Wer einen Sozialausgleich für 70 Millionen Krankenversicherte organisieren will, schafft das größte bürokratische Ungeheuer«, spottet Horst Seehofer. »Ich wünsche Herrn Rösler viel Freude dabei« (Die Welt, 8. 12. 2009). Das Versprechen der schwarz-gelben Koalition, Bürokratie abzubauen, würde sich damit ins Absurde verkehren. Auch die Vorstellung einiger Ökonomen, das Problem könne durch einen Datenaustausch mit den Finanzämtern einfach und unbürokratisch gelöst werden, ist schon aus Datenschutzgründen realitätsfern. Außerdem hinken die Lohn- und Einkommenssteuererhebungen der realen Einkommensentwicklung mindesten zwei Jahre hinterher, was mit einem komplizierten System von vorläufigen Abschlagszahlungen und nachträglichen Verrechnungen verbunden wäre.

Man kann es drehen und wenden wie man will, die Einführung einer Kopfpauschale mit einem aus dem Bundeshaushalt finanzierten Sozialausgleich bringt nicht mehr, sondern weniger Verteilungsgerechtigkeit als die einkommensbezogene Beitragsfinanzierung, dafür aber mehr Bürokratie und höhere Steuern. Wenn man, wie die FDP, einen Wahlkampf mit dem Versprechen von spürbaren Steuersenkungen für alle Bürger geführt hat, steht man vor der Wahl zwischen Pest und Cholera. Wird der Sozialausgleich aus dem gesamten Steueraufkommen bestritten, müssen vor allem die indirekten Steuern angehoben werden, was die zahlungsfähige Nachfrage besonders der unteren und mittleren Einkommensgruppen beschneidet. Wählt man den Weg der Finanzierung des Sozialausgleichs durch die Anhebung der Einkommenssteuern, wird das Wahlkampfversprechen der FDP, »Mehr Netto vom Brutto«, endgültig zur Farce. An diesen Problemen ist Rösler auch deshalb gescheitert, weil sie nur mit Regelungen hätten bewältigt werden können, die der Zustimmung des Bundesrates bedürfen. Da diese spätestens seit dem Regierungswechsel in Nordrhein-Westfalen nicht mehr realistisch ist, musste er auf einen zentralen Eckpfeiler seines Konzepts verzichten, den über Steuern finanzierten Sozialausgleich.

Der Zusatzbeitrag:
Philipp Röslers Irrgarten

Angesichts dieser politischen Gemengelage stellte sich Philipp Rösler im Frühjahr 2010 die Frage, wie er aus der Nummer mit der Kopfpauschale wieder herauskommen kann. Eigentlich wäre ein geordneter Rückzug aus diesem Projekt fällig gewesen. Rösler hätte bedauernd feststellen können, die Kopfpauschale sei prinzipiell eine gute Idee, aber leider angesichts knapper Kassen momentan nicht finanzierbar. Man werde auf dieses Projekt zurückkommen, wenn die Haushaltslage es erlaube. Stattdessen ging er Anfang Mai 2010 mit einem koalitionsintern nicht abgestimmten neuen Konzept an die Öffentlichkeit, das eine Mischung aus Beitragsfinanzierung und Kopfpauschale sowie einen nur aus den Versichertenbeiträgen finanzierten Sozialausgleich vorsah.

Nach heftigen Debatten unter den Koalitionspartnern verabschiedete das Bundeskabinett am 22. 9. 2010 schließlich den Entwurf eines GKV-Finanzierungsgesetzes (GKV-FinG), das zu einer stetig wachsenden Belastung der Versicherten und einer schleichenden Aushöhlung der solidarischen Finanzierung der Gesetzlichen Krankenversicherung führen wird. Dafür sorgen folgende Mechanismen:

- Der in den Gesundheitsfonds fließende Arbeitgeberanteil wird von 7,0 auf 7,3 %, der Versichertenbeitrag von 7,9 auf 8,2 % des beitragspflichtigen Einkommens angehoben. Der allgemeine Beitragssatz liegt damit bei 15,5 %.
- Kommt eine Kasse mit den Zuweisungen aus dem Gesundheitsfonds nicht aus, muss sie zur Deckung ihres Haushalts einen Zusatzbeitrag als festen Euro-Betrag erheben. Abgesehen von wenigen Ausnahmen muss diese Kopfpauschale von allen Versicherten gezahlt werden, egal in welcher Höhe und ohne Rücksicht auf ihr Einkommen. Die bislang geltende Begrenzung des Zusatzbeitrags auf 1 % des Einkommens entfällt ebenso wie der gesetzliche Zwang zur Anhebung des allgemeinen Beitragssatzes, sobald die Ausgaben der GKV nur noch zu 95 % aus dem Gesundheitsfonds gedeckt werden.
- Bei bestimmten Personenkreisen, z. B. Hartz IV-Empfän-

gern, wird der Zusatzbeitrag nicht kassenindividuell erhoben, sondern nur in Höhe des vom Bundesversicherungsamt jährlich zu errechnenden Durchschnitts aller Zusatzbeiträge. Für andere Gruppen, z. B. Sozialhilfeempfänger, gelten die alten Zusatzbeiträge.

• Übersteigt der durchschnittliche Zusatzbeitrag 2 % des individuellen Einkommens der Versicherten, tritt ein Sozialausgleich in Kraft, der durch eine Absenkung der Beiträge der jeweiligen Versicherten gegenfinanziert wird. Dafür sollen vorerst die Liquiditätsreserven des Gesundheitsfonds verwendet werden, die um 2 Mrd. Euro aus dem Bundeshaushalt aufgestockt werden.

• Liegt der Zusatzbeitrag einer Kasse über dem Durchschnitt, kann die Kasse in ihrer Satzung regeln, dass die Differenz zum durchschnittlichen Zusatzbeitrag von ihren Mitgliedern getragen wird und nicht vom Gesundheitsfonds.

Liebe Leserinnen und Leser, wenn Sie auch nach wiederholten Anläufen dieses System mit einem allgemeinen Beitragssatz, durchschnittlichen und individuellen Zusatzbeiträgen und einem mal per Kassensatzung, mal aus dem Gesundheitsfonds finanzierten Sozialausgleich nicht verstanden haben, liegt das weder an Ihrer Begriffsstutzigkeit noch an meiner Unfähigkeit, es verständlich darzustellen. Diese Neugestaltung des Zusatzbeitrags und des Sozialausgleichs mag rein technisch organisierbar sein. Aber welcher Versicherte soll das verstehen? Das System sei, heißt es in der Gesetzesbegründung, über die EDV-gestützte Abrechnung von Löhnen, Renten und betrieblicher Altersvorsorge als automatisches Ausgleichssystem organisierbar. Mag sein, aber das ändert nichts daran, dass es für die Versicherten intransparent ist. Es wird vollends unübersichtlich, wenn ein Versicherter mehr als ein beitragspflichtiges Einkommen bezieht, was angesichts zunehmender Minijobs und paralleler Beschäftigungsverhältnisse keine Seltenheit mehr ist. Dann soll die jeweilige Kasse alle relevanten Daten zusammenführen und dem Arbeitgeber mit den höchsten Beiträgen mitteilen, dass von ihm ein verringerter Beitrag abzuführen ist, der sich aus dem prozentualen Beitrag des Versicherten und der Belastungsgrenze ergibt. Bei freiwillig Versicherten, wie z. B. Selbstständigen, organisiert die Kasse den Sozialausgleich selbst. Auch die Sonderregelung für Sozialhilfeempfänger ist reine Willkür. Die Sozialgerichte können sich schon darauf einstellen, dass ihnen dieses Labyrinth von Zuständigkeiten und Zahlungswegen zahlreiche Klagen einbringen wird. Philipp Rösler trat sein Amt mit dem Versprechen an, die Beitragsgestaltung der Krankenkassen zu vereinfachen, herausgekommen ist ein Irrgarten.

Der mit den Zusatzbeiträgen verbundene Sozialausgleich ist aber nicht nur unverständlich für die Versicherten, er läuft auch auf eine schleichende Aushöhlung der solidarischen GKV-Finanzierung hinaus, die durch einen perversen Wendeltreppeneffekt hervorgerufen wird. Es handelt sich hierbei nämlich um keinen wirklichen Sozialausgleich, sondern um eine Kürzung des dem Gesundheitsfonds zur Verfügung stehenden Budgets und damit der solidarischen Finanzierung der Gesetzlichen Krankenversicherung. Übersteigen die Zusatzbeiträge 2 % der Versicherteneinkommen, wird der Gesundheitsfonds mit der Differenz belastet. Ist die dafür vorgesehene Liquiditätsreserve verbraucht, verringert der Sozialausgleich das für die Leistungsausgaben zur Verfügung stehende Volumen des Gesundheitsfonds, und dessen Zuweisungen an die Kassen werden gekürzt. Diese müssen das entstandene Defizit durch erneut angehobene Zusatzbeiträge abdecken. Das wiederum erhöht das Volumen des Soziausgleichs, wodurch dem Gesundheitsfonds weiteres Geld entzogen wird und die Zusatzbeiträge erneut steigen, und so weiter und so fort.

Diese Abwärtsspirale könnte nur durch höhere Steuerzuschüsse oder eine Mindestdeckung der GKV-Ausgaben durch den Gesundheitsfonds verhindert werden, die bislang bei 95 % lag. Bei Unterschreitung dieser Grenze sollte der allgemeine Beitragssatz entsprechend angehoben werden. Diese Regelung wird im GKV-Finanzierungsgesetz jedoch ersatzlos gestrichen mit der Folge, dass alle zukünftigen Ausgabensteigerungen der Krankenkassen allein durch die Zusatzbeiträge der Versicherten finanziert werden. Mit anderen Worten: Der solidarisch finanzierte, aus dem Gesundheitsfonds stammende Anteil der GKV-Ausgaben sinkt immer weiter ab, während der einkommensunabhängige Zusatzbeitrag wächst. Die Behauptung von Koalitionspolitikern, der Sozialausgleich werde aus Steuern finanziert, ist eine gezielte Irreführung. Erst 2014 soll geprüft werden, ob diese Entwicklung eine Anhebung der Zuschüsse des Bundes zum Sozialausgleich erforderlich macht. Das ist eine unverbindliche Absichtserklärung, deren Realisierung von der Kassenlage des Bundes in drei Jahren abhängig ist. Die aber dürfte sich nach den Sparankündigungen des Finanzministers bis dahin kaum wirklich verbessert haben. Nur eines ist klar: Dieses Beitragssystem höhlt die solidarische GKV-Finanzierung aus und ersetzt sie nach und nach durch einkommensunabhängige Kopfpauschalen, ohne dem eine gesicherte Finanzierung des Sozialausgleichs gegenüberzustellen.

Vielleicht kann dieser Mechanismus sogar ein oder zwei Jahre lang funktionieren, ohne dass den Bürgern auffällt, wohin die Reise geht. Die Anhebung des allgemeinen Beitragssatzes auf 15,5 % sorgt dafür, dass vorerst nur vereinzelte Kassen einen Zusatzbeitrag erheben werden. Aber dabei wird es nicht bleiben, weil voraussichtlich ab 2013 fast alle Kassen aus zwei Gründen Zusatzbeiträge erheben müssen. Zum einen ändert Röslers Reform nichts an der in Kapitel 2 beschriebenen Entwicklung, dass die Beitragseinnahmen hinter den Ausgabenzuwächsen der Krankenkassen zurückbleiben. Diese Schere wird sich schon allein durch die bereits erwähnte Absenkung der Beitragsbemessungsgrenze noch weiter öffnen. Zum anderen werden die Ausgabenzuwächse der Krankenkassen vollständig auf die Zusatzbeiträge verlagert. Das verringert nicht nur das verfügbare Einkommen der Versicherten, sondern ist auch ein völlig falscher Ansatz zur Ressourcensteuerung im Gesundheitswesen. Die Verantwortung dafür wird über den Zusatzbeitrag immer stärker auf die Patienten abgeladen, die von dieser Aufgabe in dem von Anbieterdominanz geprägten Wirtschaftszweig (siehe Kapitel 1) völlig überfordert sind. Die zwangsläufige Folge dieser Privatisierung gesundheitlicher Risiken sind stetig steigende Zusatzbeiträge ohne erkennbare Verbesserungen in der medizinischen Versorgung. Anstatt das Kopfpauschalen-Projekt mangels Finanzierbarkeit des Sozialausgleichs zu beerdigen, wird auf Teufel komm heraus versucht, es irgendwie doch noch zu realisieren, koste es, was wolle. Wählerstimmen kann man damit wirklich nicht gewinnen, wobei die Koalitionsparteien nur hoffen können, dass die perversen Mechanismen des Zusatzbeitrages und Sozialausgleichs nicht schon im Bundestagswahlkampf 2013 offensichtlich werden.

Die Kostenerstattung:
Philipp Röslers nächste Etappe auf dem Marsch in die »PKV für alle«

Angesichts dieser Steilvorlage für die Opposition fragt man sich schon, weshalb die schwarz-gelbe Koalition sich ein derart faules Ei ins Nest legt. Man muss es als ein Kuckucksei der privaten Versicherer betrachten, das den gesetzlichen Krankenkassen untergeschoben werden soll. Die Neugestaltung der Zusatzbeiträge ist Teil eines Konzeptes, die Gesetzliche Krankenversicherung schrittweise in ein privates System zu überführen. Es war schon immer das programmatische Ziel der FDP, eine private Pflichtkrankenversicherung für alle einzuführen und damit der Versicherungswirtschaft ein zukunftsträchtiges Geschäftsfeld zu eröffnen, das mit einem Sozialausgleich auch noch steuerlich subventioniert wird. Die Versicherungskonzerne verdienen, der Staat trägt die sozialen Lasten. Philipp Rösler versucht auch gar nicht, diese Absichten zu verschweigen: »Die reine Lehre der FDP sieht so aus, dass wir die heutige Versicherungspflicht abschaffen und jeden Menschen verpflichten, sich zu einem Basisschutz bei egal welchem Versicherungsunternehmen zu versichern« (Berliner Zeitung, 30.9.2010). Die PKV als Pflichtversicherung für alle Bürger – das ist es, was Rösler und die FDP wollen, allem scheinheiligen Gerede von solidarischer Absicherung zum Trotz.

Als eine weitere Etappe auf diesem Marsch in die »PKV für alle« kündigte Rösler Ende September 2010 an, das Kostenerstattungsprinzip in der gesetzlichen Krankenversicherung zu stärken und perspektivisch an die Stelle des Sachleistungsprinzips zu setzen. Beim Sachleistungsprinzip bleiben die Patienten von den zwischen Krankenkassen und den Leistungserbringern laufenden Geldflüssen unberührt. Krankenhäuser, Ärzte und Apotheken rechnen direkt mit den Krankenkassen bzw. Kassenärztlichen Vereinigungen ab. Die Patienten geben, um diese Zahlungen auszulösen, nur ihre Chipkarte ab. Beim Kostenerstattungsprinzip hingegen stellen die Leistungserbringer den Patienten eine Rechnung aus, die von diesen beglichen und bei ihrer Krankenversicherung zur Erstattung eingereicht wird. Damit werden der gesamte Abrechnungsprozess ärztlicher Leistungen und der damit verbundene Ärger auf die völlig überforderten Patienten abgewälzt. Sie verlieren den Schutz der Krankenkassen vor überhöhten Rechnungen und dem Aufschwatzen unsinniger Leistungen. Genau diese Entmachtung der Krankenkassen haben Ärztefunktionäre wohl auch im Auge, wenn sie Röslers Vorhaben ausdrücklich begrüßen. Natürlich wird das nicht offen ausgesprochen. Vielmehr behaupten sie im Einklang mit dem Minister, das Kostenerstattungssystem sei nur im Sinne der Patienten und würde mehr Transparenz in das Abrechnungsgeschehen bringen.

Die Kostenerstattung wurde schon immer mit einer schlechten Gesundheitspädagogik verbrämt, die eine angeblich heilende Kraft der finanziellen Anreize für Patienten suggeriert, wo es doch eigentlich nur darum geht, die solidarische Finanzierung der Gesetzlichen Krankenversicherung zu unterminieren. Bereits in den 1960er Jahren versuchte es die von der Erhard-Regierung eingesetzte Sozialenquête-Kommission mit dieser ideologischen Nebelkerze, als sie sich für die Kostenerstattung aussprach: »Der Patient erfährt, was die Heilung seiner Krankheit kostet. Er wird zu der Einsicht in die Logik des Versicherungsprinzips erzogen; er erkennt, dass er dazu beiträgt, den Versicherungsschutz (in Form höherer Beiträge) zu verteuern, wenn er Versicherungsleistungen ohne zwingenden Grund oder fahrlässig in Anspruch nimmt.« Diese Argumentationskette, in der sich aus der direkten Zahlungsbeziehung zwischen Ärzten und Patienten mehr Transparenz und Kostenbewusstsein sowie eine sparsame Inanspruchnahme von Leistungen ergibt, hat auch nicht den Ansatz einer empirischen Evidenz. Wenn das Kostenerstattungsprinzip für mehr Wirtschaftlichkeit sorgen soll, weshalb ist dann, wie in Kapitel 1 gezeigt, die Steigerungsrate der Behandlungsausgaben in der Privaten Krankenversicherung fast drei Mal so hoch wie in der gesetzlichen, wo es dort doch das angeblich so transparente und wirtschaftliche Kostenerstattungsprinzip gibt?

Alle bisherigen Untersuchungen über die Wirkung von

Kostenerstattung haben eindeutig ergeben, dass man in der GKV die Finger von diesem Instrument lassen sollte. Eine im Auftrag des Bundesarbeitsministeriums erstellte Bestandsaufnahme entsprechender empirischer Untersuchungen stellte schon 1985 fest, dass Kostenerstattung zwar zu höherer Kostenkenntnis führt – was nicht verwunderlich ist –, dass Kosten*kenntnis* jedoch nicht mit Kosten*transparenz* gleichzusetzen ist. Die Versicherten mit Kostenerstattung hatten fast durchgängig große Probleme, die Arztrechnung zu verstehen. Wenn schon Ärzte gelegentlich Mühe haben, die Gebührenordnung für Privatpatienten bzw. den einheitlichen Bewertungsmaßstab für Kassenpatienten zu durchschauen und sich deshalb entsprechende Software zulegen, wie sollen dann die Patientinnen und Patienten Licht in dieses Dunkel bringen können? Selbst jemand wie ich, der sich beruflich mit ärztlichen Vergütungssystemen beschäftigt, kann seine Arztrechnungen nicht wirklich überprüfen, weil sie zahlreiche Gebührenpositionen enthalten, deren Angemessenheit ein medizinischer Laie gar nicht beurteilen kann. Patienten halten nach allen bisher gemachten Erfahrungen mangels anderer Kriterien immer die teurere Leistung für die bessere. Schon deshalb hat die Kostenerstattung keine sinnvolle Wirkung auf die Ausgabensteuerung im Gesundheitswesen. Zudem erfordert sie einen erheblichen bürokratischen Mehraufwand. Jeder Beamte kennt das mühselige Abrechnungsgeschäft erst mit der Beihilfestelle, dann mit der Versicherung, das oft mit zusätzlichen Begründungen und Ärger wegen nicht anerkannter Leistungen verbunden ist. Die Höhe dieser Zusatzkosten lässt sich anhand eines einjährigen Modellversuches in Rheinland-Pfalz zur Einführung einer Patientenquittung erahnen: Hierzu wurde den freiwillig teilnehmenden Versicherten zwischen 2002 und 2003 ein Jahr lang in 21 Arztpraxen im Anschluss an den Arztkontakt der Beleg über die erteilten Leistungen übergeben (»Tagesquittung«), in 46 Arztpraxen erhielten die Versicherten einen Leistungs- und Kostenüberblick jeweils am Quartalsende mit der Post. Kostenerstattung spielte dabei keine Rolle. Auf Basis einer Auswertung dieses Projekts kommt das Zentralinstitut für die kassenärztliche Versorgung (ZI) zu dem Ergebnis, dass bei der Patientenquittung Kosten von zwischen 1,57 Euro und 3,11 Euro je Quittung anfallen. Bei einer bundesweiten Einführung wären es geschätzte 500 Mio. Fälle pro Jahr, was auf Gesamtkosten zwischen 784,8 Mio. und 1,6 Mrd. Euro hinausläuft. Die Kostenerstattung käme mit Sicherheit noch deutlich teurer, da sie mit etlichen Mahnverfahren und nicht einlösbaren Forderungen verbunden ist. Wenn Ärztefunktionäre dennoch an der Kostenerstattung festhalten, dann ist das nur vor dem Hintergrund verständlich, dass Ärzte es bei der Kostenerstattung erheblich leichter haben, ihren Patienten von der Kasse nicht erstattete Zusatzleistungen anzudienen, auf deren Kosten diese dann sitzen bleiben. Sie sagen zwar, das diene der Transparenz, haben aber eher ihren Einfluss auf die Zahlungsbereitschaft ihrer Patienten im Blick. Das überschreitet schon mal die Grenze zum unethischen Verhalten, erhöht aber den Praxisumsatz, was ja in unserer Gesellschaft nicht verboten ist. Wenn Politiker und Journalisten dieses Instrument also immer wieder als Patentrezept zur Kostenkontrolle hervorkramen, ist das nur als Ausdruck eines ideologischen Tunnelblicks zu verstehen, der gegen Sachargumente immun ist.

Sozialversicherungsabgaben: Wachstumsbremse und Jobkiller?

Solche Gedankenlosigkeit verweist auf einen in der Politik weitverbreiteten Denkfehler: Man sitzt der in den eigenen Kreisen vorherrschenden Sicht der Dinge auf und hält diese

für die Wahrheit. Soziologen bezeichnen dieses Phänomen
als »selbstreferenzielles System«, der Volksmund nennt es
»Schmoren im eigenen Saft«. Ein weiteres dieser in der Politik häufig nicht hinterfragten Paradigmen ist die Behauptung, durch die Absenkung der Sozialversicherungsabgaben
die Wirtschaft anzukurbeln und mehr Arbeitsplätze zu
schaffen, wie sie schon Gerhard Schröder als Leitlinie seiner
Agenda 2010 diente. Die schwarz-gelben Koalitionspolitiker
sind fest davon überzeugt, dass die Sozialversicherungsabgaben bzw. Krankenversicherungsbeiträge als Lohnzusatzkosten die Wettbewerbsfähigkeit der deutschen Wirtschaft gefährden und als Jobkiller fungieren. Aus dieser empirisch
nicht belegten Behauptung wird der Umkehrschluss gezogen, dass ein Abkoppeln des Arbeitgeberanteils an den GKV-
bzw. Sozialversicherungsbeiträgen und eine größere Eigenbeteiligung der Versicherten an den Krankheitskosten Ga-
ranten für wirtschaftliche Stabilität und mehr Arbeitsplätze
sind. Genau so wird im Koalitionsvertrag von Union und
FDP auch begründet, dass steigende Gesundheitsausgaben
in Zukunft nur noch von den Versicherten getragen werden
sollen: »Weil wir eine weitgehende Entkoppelung der Ge-
sundheitskosten von den Lohnzusatzkosten wollen, bleibt
der Arbeitgeberanteil fest.« Diese Zielsetzung basiert auf
zwei falsche Annahmen: 1) Die deutsche Wirtschaft leide unter zu hohen Lohnkosten. 2) Das liege nicht an zu hohen
Löhnen, sondern an zu hohen Lohnnebenkosten.

Wenn Arbeitgeberverbände über zu hohe Löhne klagen, gehört das zum Ritual der Tarifpolitik. Würden sie das nicht
tun, käme dies einer Einladung an die Gewerkschaften
gleich, ihre Lohnforderungen weiter nach oben zu schrauben. Wenn sich jedoch Politiker dieser Parole bedienen, sollten sie konkrete Begründungen dafür liefern können. Das
aber wird schwerfallen, denn die Einkommens- und Arbeits-

kostenstatistiken geben für eine solche Behauptung nichts her. Nach Angaben des Statistischen Bundesamtes zahlten die deutschen Unternehmen 2009 durchschnittlich 30,90 Euro für eine Arbeitsstunde und lagen damit innerhalb der EU auf Platz 8 zwischen Dänemark mit 37,40 Euro und Bulgarien mit 2,90 Euro. Hinzu kommt, dass die Bruttolöhne in Deutschland im vergangenen Jahrzehnt geringer gestiegen sind als in allen anderen EU-Ländern. Seit dem Jahr 2000 wuchsen sie nach Angaben des Statistischen Bundesamtes um 21,8 %, im EU-Durchschnitt hingegen um 35,5 %. Die absolute Lohnhöhe sagt zudem nichts über die Wettbewerbsfähigkeit einer Volkswirtschaft aus, die sich eher in den Lohnstückkosten ausdrückt. Während diese in den letzten Jahren im EU-Durchschnitt um 1 bis 2 % anstiegen, sind sie bei uns zurückgegangen, was nur aufgrund eines sinkenden Lohnniveaus möglich ist. Das eigentliche Problem in Deutschland ist demnach nicht ein zu hohes allgemeines Lohnniveau, sondern die enorme Spreizung zwischen niedrigen und hohen Einkommen. Die OECD hat festgestellt, dass sich in keinem anderen ihrer Mitgliedsländer in den vergangenen Jahren die Einkommensschere so weit geöffnet hat wie in Deutschland. Dabei muss man wissen, dass zu dieser Organisation nicht nur die führenden Industrieländer der westlichen Welt gehören, sondern auch Niedriglohnländer wie Mexiko, die Slowakische Republik oder die Türkei.

Da es angesichts eines moderaten Lohnniveaus, einer im internationalen Vergleich überdurchschnittlich steigenden Produktivität sowie nach wie vor hoher Exportüberschüsse schwerfällt, der Bevölkerung eine Gefährdung der Wettbewerbsfähigkeit der deutschen Wirtschaft durch ein zu hohes Lohnniveau plausibel zu machen, bevorzugen ideologische Apparate wie die vom Arbeitgeberverband Gesamtmetall finanzierte Initiative Neue Soziale Marktwirtschaft (INSM) eine andere Argumentation: Die größte Belastung der deut-

schen Wirtschaft ergebe sich nicht aus der Entwicklung der
Löhne an sich, so ein Anzeigentext der INSM, »sondern aus
den immensen Lohnzusatzkosten, die sich mittlerweile zu
einer Strafsteuer für die Schaffung von Arbeitsplätzen entwickelt haben«. Diese Auffassung teilt nicht nur die Kanzlerin,
sondern auch ihr Gesundheitsminister Rösler: »In Deutschland sind nicht die Löhne zu hoch, sondern die Lohnzusatzkosten« (Berliner Zeitung, 9.12. 2009). Das ist zwar, wie zu
zeigen sein wird, Unsinn, lässt sich aber mit dem Hinweis auf
den Lohnstreifen, auf dem die Sozialversicherungsbeiträge
der Arbeitnehmer als Abzüge von über 20 % des Bruttolohns
auftauchen, leicht suggerieren.

Bereits die rot-grüne Regierung lieferte sich mit ihrer Parole »Ökosteuer rauf, Lohnnebenkosten runter« dieser gegen
den Sozialstaat gerichteten Behauptung ebenso aus wie ihr
Kanzler Schröder mit seiner Agenda 2010, die sich 2003 zum
Ziel setzte, die Lohnnebenkosten durch Senkung der Sozialabgaben auf unter 40 % der Bruttolohnkosten zu drücken.
Das war ein klarer Bruch mit sozialdemokratischen Traditi-
onen, entsprach aber dem ideologischen Mainstream in den
Medien. Der damalige Arbeitsminister Walter Riester bezeichnete es später als seinen »größten Fehler«, an diese Politik geglaubt zu haben, »weil doch eine Millionen Fliegen
nicht irren können« (taz, 31. 8. 2005). In einem damals in die
Presse lancierten Grundsatzpapier aus dem Kanzleramt hieß
es: »Wie schädlich steigende Lohnnebenkosten sind, zeigt
die Entwicklung seit der Wiedervereinigung. 1990 betrugen
die Beitragssätze zur Sozialversicherung noch 35,5 %. Bis
1998 waren sie auf den historischen Höchstwert von 42 % gestiegen. Im gleichen Zeitraum ist die Zahl der Arbeitslosen
von 2,6 auf 4,28 Mio. im Jahresdurchschnitt gestiegen. Deswegen ist eine der Kernstrategien der Bundesregierung die
auf eine Senkung der Lohnnebenkosten abzielende Modernisierung der sozialen Sicherungssysteme.« Hier wird den

Wählern ein Zusammenhang vorgegaukelt, aber nicht belegt. Ökonomiestudenten lernen bereits in Einführungskursen zur Statistik, dass es absolut unzulässig ist, Zeitreihen verschiedener Prozesse nebeneinanderzustellen und allein aus deren Koppelung einen Wirkungszusammenhang zu konstruieren. Dozenten illustrieren den daraus entstehenden Unfug gerne anhand eines gleichzeitigen Rückgangs der Geburtenrate und der Storchenpopulation.

Es gehen aber auch noch einige andere Dinge durcheinander. So handelt es sich bei den Lohnnebenkosten um eine rein rechnerische Kategorie, die das Statistische Bundesamt von der Internationalen Arbeitsorganisation (ILO) übernommen hat. Sie umfasst alle Arbeitskosten außer den Direktvergütungen. Dazu gehören nicht nur die Sozialversicherungsabgaben der Arbeitgeber, sondern auch zumeist tariflich vereinbarte betriebliche Sozialleistungen, Sonderzahlungen sowie Aufwendungen für die berufliche Aus- und Weiterbildung. Man könnte also auch durch das Kürzen des Weihnachtsgeldes oder der Beiträge für betriebliche Pensionsfonds die Lohnnebenkosten senken. Davon abgesehen hat die deutsche Wirtschaft im Verhältnis zu den anderen EU-Staaten gar keine übermäßig hohen Lohnnebenkosten. Das Statistische Bundesamt errechnet für 2009 einen Lohnnebenkostenanteil von 32 %. Damit liegt Deutschland unter dem EU-Durchschnitt von 36 % und findet sich in der entsprechenden Rangliste auf Platz 13 zwischen den beiden Extremen Frankreich, mit einem Anteil von 50 %, und Malta, mit einem Anteil von nur 9 %. Hinzu kommt, dass Länder mit niedrigen Lohnnebenkosten in der Regel höhere Steuern erheben, die sich dann zu einer in etwa gleichen Abgabenlast addieren. Man sieht, von einem Nachteil Deutschlands im globalen Wettbewerb durch zu hohe Lohnnebenkosten kann keine Rede sein. Dieses Handicap, wenn es denn überhaupt eines ist, haben alle westlichen Volkswirtschaften. Mit den

Stundenlöhnen in Niedriglohnländern könnten westeuropäische und nordamerikanische Unternehmer auch dann nicht mithalten, wenn die gesamten Sozialversicherungsabgaben entfallen würden.

Der Kulturwissenschaftler Ivan Nagel bezeichnete vor einigen Jahren in der »Süddeutschen Zeitung« (30.5.2003) die »Lohnnebenkosten« korrekt als »Falschwort«, weil es nur Lohnkosten gebe, aber keine imaginären Lohnnebenkosten. Das trug ihm eine wütende Replik des damals für den Wirtschaftsteil der SZ verantwortlichen Ressortleiters Nikolaus Piper ein. Der warf Nagel eine »Denunziation ökonomischen Denkens« vor. Spätestens bei der nächsten Handwerkerrechnung werde er die Existenz der Lohnnebenkosten zu spüren bekommen. Nun stehen auf Handwerkerrechnungen normalerweise neben den Arbeits- und Anfahrtskosten zwar die Mehrwertsteuer, jedoch nicht die in den Lohnkosten enthaltenen Sozialversicherungsabgaben. Aber sei's drum. Ein praktisches Beispiel der Handwerkskammern in Bayern aus dem Jahr 2003 zeigt, dass diese nicht wirklich entscheidend zu Buche schlagen. Demnach kostete seinerzeit eine Handwerkerstunde 43 Euro. Davon entfielen bei einem Stundenlohn von 12,30 Euro auf die Mehrwertsteuer 5,90 Euro und auf die gesetzlichen Sozialversicherungsabgaben des Arbeitgebers 4,70 Euro. Würde der darin enthaltene Krankenversicherungsbeitrag um 2 Prozentpunkte gesenkt – was sehr viel wäre und einem Einsparvolumen von über 20 Mrd. Euro entspräche –, sänken in diesem praktischen Beispiel die Gesamtkosten für eine Handwerkerstunde um 25 Cent, also 0,47 % –, kein die Nachfrage nach Handwerkerleistungen wirklich anheizender Effekt. Zwar dürften sich mittlerweile diese absoluten Beträge geändert haben, nicht aber die Proportionen und der gegen null konvergierende Kosteneffekt einer Absenkung der Arbeitgeberabgaben zur Gesetzlichen

Krankenversicherung. Deshalb ist es auch absurd, wenn Arbeitgeberverbände ihre Wettbewerbsfähigkeit in Gefahr sehen, weil ab 2011 der Arbeitgeberbeitrag zur GKV von 7 auf 7,3 % der beitragspflichtigen Löhne und Gehälter angehoben werden soll. Folgt man den Zahlen von Bayerns Handwerkskammern, werden dadurch die Gesamtkosten für eine Arbeitsstunde um ganze 0,09 % erhöht. Da hat jede Strompreisänderung gravierendere Auswirkungen.

Aber selbst wenn man die empirisch nicht belegte Behauptung akzeptiert, dass steigende Krankenkassenbeiträge aufgrund der dadurch wachsenden Lohnkosten Arbeitsplätze gefährden, müsste man aus der gesamtwirtschaftlichen Perspektive, welche die Politik ja eigentlich im Auge haben sollte, diesen Effekt mit dem Jobzuwachs saldieren, den höhere Krankenkassenausgaben ermöglichen. Denn dieses zusätzliche Geld verschwindet nicht, wie so manches Produkt der Finanzwirtschaft, in einem schwarzen Loch, sondern in einem Werte schaffenden Wirtschaftszweig mit einem überdurchschnittlich hohen Jobpotenzial. Der Gesundheits-Sachverständigenrat hat in seinem Gutachten 1997 diesen durch Beitragssatzsteigerungen in der Gesetzlichen Krankenversicherung bewirkten Beschäftigungseffekt geschätzt. Dabei ging er davon aus, dass die Anhebung der GKV-Beiträge um einen Prozentpunktpunkt wegen der damit verbundenen Anhebung der Lohnkosten ca. 100 000 Arbeitsplätze außerhalb des Gesundheitswesens vernichten würde. Diese in den 1990er Jahren entwickelte Faustformel wird auch heute noch ungeprüft verwendet, obwohl sie keine empirisch solide Fundierung hat. Den Jobverlusten stehen im Gesundheitswesen durch die zusätzlich generierten Finanzmittel nach Berechnungen des Deutschen Instituts für Wirtschaftsforschung (DIW) bis zu 195 000 neue Arbeitsplätze entgegen. Aus dieser Perspektive hätten steigende GKV-Beiträge also einen positiven gesamtwirtschaftlichen Effekt. Auch das ist natürlich nur eine Schätzung. Aber sie hat eine ungleich höhere Plausibilität als die mit Fakten widerlegbare These vom Jobkiller Lohnnebenkosten.

Wie ideologisch kontaminiert dieses die Wirtschafts- und Sozialpolitik nach wie vor dominierende Paradigma ist, wird am Streit einiger Ökonomen und Arbeitgeberfunktionäre ums Wording, also den richtigen Begriff, deutlich: Man solle nicht von Lohn*neben*-, sondern von Lohn*zusatz*kosten sprechen, weil so der Unterschied zu den eigentlichen Löhnen deutlicher werde. Diese Ideologen der »Lohnnebenzusatzkosten« (Kurt Kister, SZ 3.6.2006) blenden bei ihren Wortspielen jedoch einen ganz entscheidenden Sachverhalt aus: Sozialabgaben sind unverzichtbare Lebenshaltungskosten und damit genuine Bestimmungsfaktoren des allgemeinen Lohnniveaus. Von einer Verlagerung der Sozialabgaben auf die Lohnempfänger bleibt dieser Sachverhalt unberührt, selbst wenn man den Arbeitgeberanteil komplett den Versicherten zuschlagen würde. Die dadurch steigenden Lebenshaltungskosten würden die Gewerkschaften bei den nächsten Tarifverhandlungen ohne Zweifel in Rechnung stellen. DGB-Chef Sommer hat dies bereits für den Fall angekündigt, dass die Bundesregierung den Arbeitgeberbeitrag zur Krankenversicherung einfrieren und die finanzielle Mehrbelastung allein den Versicherten aufbürden sollte. Die Vorstellung, sinkende Arbeitgeberbeiträge zur Sozialversicherung würden die Lohnkosten senken, ähnelt also dem Glauben von Kleinkindern, man könne sie nicht mehr sehen, wenn sie sich die Hände vors Gesicht halten.

Das Anspruchsverhalten der Patienten:
Kostentreiber oder Popanz?

Seit jeher wird der Gesetzlichen Krankenversicherung unterstellt, sie verleite mit ihrem Sachleistungsprinzip und der vollen Kostenübernahme von medizinischen Leistungen zur Verschwendung von Ressourcen. Die oben bereits zitierte Sozialenquête-Kommission beklagte schon in den 1960er Jahren eine Verführung zu riskantem Gesundheitsverhalten durch das GKV-System: »Es erzieht seine Schützlinge zur Unmündigkeit und läßt ihre Bereitschaft zur Selbstverantwortung verkümmern, indem es sie daran gewöhnt, die Sorge um die eigene Gesundheit und die ihrer Angehörigen nicht primär als die Ihrige zu verstehen, sondern sie auf anonyme Vormünder – letztlich auf einen Versorgungsstaat – abzuwälzen.« Heute stößt der »Spiegel« in dieses verstimmte Horn (27/2006): »Hypochonder ziehen von Praxis zu Praxis, bis sie endlich einen Doktor finden, der ihre Sorgen ernst nimmt. Es herrscht kollektive Verantwortungslosigkeit.« Es folgen die an Stammtischen üblichen Erzählungen über Entzündungen von Intim-Piercings, Bandscheibenschäden vom Bungeespringen und Knochenbrüchen vom Drachenfliegen, ganz so, als handele es sich dabei um alltägliche Gewohnheiten und Hobbys aller Deutschen, die mit ihrer Vollkaskomentalität an den hohen Krankenkassenbeiträgen schuld seien. Deshalb müsse man, so das Plädoyer in manchem Leitartikel und Politiker-Statement, das »Rundum-sorglos-Paket« der GKV aufschnüren und die Versicherten zu mehr Eigenverantwortung zwingen. Höhere Zuzahlungen und Wahltarife mit unterschiedlichen Leistungspaketen seien dafür probate Mittel.

   Die Lehrbuchökonomie sorgt mit dem Paradigma des »moral hazard«, auf Deutsch etwa »moralisches Risiko«, für den theoretischen Überbau dieser Behauptung. Der Begriff stammt aus den USA und bezieht sich auf absichtliche Brandstiftung oder fahrlässiges Verhalten von Mitgliedern einer Feuerversicherung. Abhandlungen zu dieser Theorie, die der deutsche Sozialökonom Herder-Dorneich »Rationalitätenfalle« nennt, nehmen breiten Raum in den Lehrbüchern zur Gesundheitsökonomie ein. Man postuliert, dass soziale Krankenversicherungen oder staatliche Gesundheitssysteme die Versicherten bzw. Bürger zu einer Überinanspruchnahme von Leistungen verführen. Da sie ihre Beiträge bzw. Steuern unabhängig von der Leistungsinanspruchnahme zahlen müssten, seien die meisten von ihnen bestrebt, so viele Leistungen wie möglich zu erhalten. Andernfalls müssten sie sogar Nachteile befürchten, z. B. wenn sie mit ihrer eigenen Bescheidenheit die Anspruchsmentalität der anderen Versicherten subventionierten. Ein solches Verhalten sei nicht unmoralisch, sondern ökonomisch rational, da ihnen für jede zusätzlich in Anspruch genommene Leistung ja keine zusätzlichen Kosten entstünden.

Zur Illustration dieser These werden auch gerne Begebenheiten aus dem Alltag herangezogen, die mit dem Gesundheitswesen nichts zu tun haben. Herder-Dorneich z. B. wählt das Gleichnis eines promilleträchtigen Betriebsausflugs. Werde ein solches Vergnügen per Umlage mit der gleichen Pauschale für alle Teilnehmer finanziert, lohne es sich für niemanden, auf ein Bier zu verzichten. Im Gegenteil, es sei ökonomisch rational, mehr als die anderen zu trinken, um hinterher nicht derjenige zu sein, der mit seiner Enthaltsamkeit den Rausch der anderen finanziert hat. Herder-Dorneich konstatiert: »Bei Umlagen wird Zurückhaltung im Konsum irrational.« Das mag ja bei der Deckung des alltäglichen Bedarfs im Supermarkt und auch bei Betriebsausflügen eine plausible Annahme sein. Aber im Gesundheitswesen? Sicher, wir alle kennen jemanden, der oder die nicht wirklich krank ist, aber dauernd zum Arzt geht oder sich den »gelben Schein« mit der ärztlichen Bestätigung der Arbeitsunfähigkeit holt, wenn der Stress im Job zu groß wird. Aber ist das wirklich ein kostspieliges Massenphänomen oder nicht doch eher ein »gefühltes« Problem, weil uns ein solches Verhalten im Alltag auffällt und ärgert?

Eine Untersuchung des Sozialwissenschaftlers Carsten Ulrich aus dem Jahr 1995 ergab, dass fast alle Befragten ein »moral-hazard«-Verhalten im Gesundheitswesen bei anderen Personen für wahrscheinlich hielten, für sich aber ausschlossen. Das weist darauf hin, dass diese Theorie zwar an allgemeine Vorurteile appelliert, aber nicht mit empirischen Fakten unterlegt ist. Dabei ist sie schon auf Grundlage von Alltagserfahrungen wenig einleuchtend, unterstellt sie doch, dass die Inanspruchnahme medizinischer Leistungen ein erstrebenswerter Genuss sei, von dem die Menschen wie vielleicht manch andere vom Alkohol gar nicht genug bekommen könnten. Diese Annahme kann man schon mit dem Hinweis auf schmerzhafte Zahnbehandlungen, die lästige 24-Stunden-Blutdruckmessung und den bitteren Genuss einer Bypass-Operation oder Chemotherapie als unrealistisch verwerfen. Sie taugt noch nicht einmal als Arbeitshypothese, es sei denn, man unterstellt den Menschen generell einen Hang zur Hypochondrie oder zum Masochismus. Wer geht schon gern zum Arzt oder lässt sich Pillen verschreiben, nur weil man befürchtet, weniger Leistungen zu erhalten als die anderen Versicherten?

Nicht zu bestreiten ist dabei, dass soziale Krankenversicherungssysteme die Schwelle zur Inanspruchnahme medizinischer Leistungen herabsetzen. Das ist auch gewollt und sinnvoll, um das Aufsuchen eines Arztes nicht am fehlenden Geld scheitern zu lassen. Kein Zweifel, die Deutschen haben im internationalen Vergleich die höchste Zahl von Arztkontakten pro Patient, im Schnitt 17 pro Jahr. Aber wenn alte

Menschen die Wartezimmer füllen, wo doch Sozialarbeiter oder Seelsorger ihnen womöglich eher helfen könnten als ein Arzt, dann hat das weit mehr mit der Medikalisierung sozialer Probleme als mit dem von der »moral hazard«-These unterstellten Bestreben der Versicherten zu tun, für die gezahlten Beiträge möglichst viel an Gegenleistungen aus dem Medizinsystem herauszuschlagen.

Bislang gibt es keine empirische Studie, die das »moral hazard«-Verhalten als ein relevantes Phänomen belegen kann, und ebenso wenig konnte nachgewiesen werden, dass Zuzahlungen der Patienten zu einer effektiveren Inanspruchnahme der Leistungen des Gesundheitswesens führen. Tatsächlich ist kaum ein gesundheitspolitisches Paradigma so weit von der Wirklichkeit entfernt wie die Behauptung, finanzielle Anreize und Sanktionen für die Patienten seien effektive Instrumente der Ressourcensteuerung im Gesundheitswesen. Diese These ist nämlich vor allem an zwei Bedingungen gebunden:

- Die Nachfrage nach medizinischen Leistungen muss preiselastisch sein. Mit Anhebung der Selbstbeteiligungen muss die Inanspruchnahme spürbar sinken, und es dürfen keine Kostenverlagerungen hin zu anderen Kostenträgern, etwa den privaten Haushaltskassen, stattfinden.
- Die Zuzahlungen müssen in allen sozialen Schichten in etwa die gleiche Wirkung haben und dürfen nicht mit Gesundheitsgefährdungen und sozialen Nachteilen verbunden sein.

Es gibt nicht eine empirische Studie zur Wirkung von Selbstbeteiligungen, die diese Kriterien erfüllt. Im Gegenteil, erhöhte Zuzahlungen haben sich stets als wirkungslos in Bezug auf die Nachfrage nach Leistungen erwiesen, und im Ergebnis sogar als eher kostensteigernd, wie zwei konkrete Beispiele aus den Niederlanden und Deutschland zeigen:

In den Niederlanden wurde 1997 ein neues System von

Selbstbeteiligungen eingeführt, in dem die Versicherten generell 20 % der Kosten aufzubringen hatten, u. a. für Arzneimittel, fachärztliche Behandlung, Physiotherapie und Hilfsmittel (Stützstrümpfe, Rollstühle usw.). Außerdem mussten pro Behandlungstag im Krankenhaus oder in Rehabilitationszentren acht Gulden zugezahlt werden. Die hausärztliche Versorgung blieb zuzahlungsfrei. Insgesamt wurden die Zuzahlungen auf 200 bzw. 100 Gulden (für über 65-Jährige und Geringverdiener) pro Jahr begrenzt. Zugleich senkte man die Krankenversicherungsbeiträge, die aus einem einkommensabhängigen Teil und einer festen Prämie bestanden. Der fixe Beitragsanteil wurde um 110 Gulden pro Jahr reduziert, in der Erwartung, dass sich diese Beitragssenkung durch die erhöhte Selbstbeteiligung und die dadurch bewirkte Senkung der Inanspruchnahme refinanziert. Die Regierung der Niederlande erhoffte sich davon eine zielgenauere Ressourcenverteilung, mehr Transparenz und eine effektivere Steuerung des Versichertenverhaltens. Die Umsetzung dieser Reform wurde von Fachleuten des Ziekenfondsraad, des mittlerweile nicht mehr existierenden Dachverbands des niederländischen Gesundheitswesens, wissenschaftlich begleitet. Die Untersuchung kam zu dem Ergebnis, dass die angestrebten Ziele im Hinblick auf die Finanzierung und Inanspruchnahme nicht erreicht wurden. Die Versicherten verhielten sich fast genauso wie vor Einführung dieser Selbstbeteiligungen. Lediglich bei den unteren Einkommensgruppen wurde ein geringerer Arzneimittelverbrauch festgestellt, was von den Experten wegen der damit verbundenen gesundheitlichen Risiken als unerwünschter Effekt bewertet wurde. Auch konnte die Beitragssenkung von 110 Euro nicht durch eine geringere Inanspruchnahme kompensiert werden, was zu Defiziten bei den Krankenkassen führte. Diese Fehlbeträge hätten nur durch deutlich höhere Selbstbeteiligungen vermieden werden können, was jedoch wiederum problematische soziale und gesundheitliche Folgen gehabt hätte. Die Regierung der Niederlande war so klug, aus diesen Erkenntnissen die Konsequenzen zu ziehen. Zwei Jahre nach Einführung der Selbstbeteiligungsregelungen und Prämiensenkungen machte sie diese wegen erwiesener Wirkungslosigkeit wieder rückgängig.

Eine solche Einsichtsfähigkeit geht vielen Gesundheitspolitikern in Deutschland ab. Mit dem 2004 in Kraft getretenen GKV-Modernisierungsgesetz (GMG) wurde bei allen Leistungen der Krankenkassen für erwachsene Patienten eine Zuzahlung in Höhe von 10 % bzw. mindestens 5, maximal 10 Euro eingeführt. In der ambulanten Versorgung führte dies zu einer »Praxisgebühr« von 10 Euro, die pro Quartal für die Inanspruchnahme von Kassenärzten und ärztlichen Notdiensten fällig wird. Im Gesetz wurde diese Maßnahme nur sehr knapp begründet: »Ziel der Regelung ist es, die Eigenverantwortung des Versicherten zu stärken.« Das ist die übliche Phrase, wenn keine sachlichen Gründe für Zuzahlungen und Leistungskürzungen geliefert werden können. Nie zuvor war der Protest gegen eine solche zusätzliche Belastung der Patientinnen und Patienten so heftig wie bei der Einführung der Praxisgebühr. Das hing weniger damit zusammen, dass es anfangs in vielen Arztpraxen und Notfallambulanzen Unklarheiten darüber gab, wann die Praxisgebühr fällig ist und wann nicht. Diese Startschwierigkeiten waren schnell ausgeräumt. Vielmehr lag der Hauptgrund darin, dass mit der Praxisgebühr erstmals im Gesundheitswesen eine Art Eintrittsgeld erhoben wurde. Das bedeutete die Abkehr von der Tradition der Gesetzlichen Krankenversicherung, den Erstzugang zur medizinischen Versorgung ohne finanzielle Barrieren zu gewähren und das Arzt-Patient-Verhältnis möglichst frei von Geldzahlungen zu halten. Die Praxisgebühr war also nicht nur eine Preiserhöhung, wie z. B. bei Zuzahlungen für Arzneimittel, sondern zugleich eine Art Kulturbruch.

Aus ebendiesem Grund sind auch Vergleiche mit anderen Ländern wie Schweden nicht sachgerecht, die bei Arztkontakten schon seit Längerem eine Sondergebühr kennen. Dort ist der ärztlichen Behandlung ein System der Primärversorgung vorgeschaltet, das es bei uns nicht gibt. Entsprechend ausgebildete Krankenpfleger(innen) prüfen in den Gesundheitszentren und Arztpraxen gebührenfrei, ob die Patienten überhaupt einer ärztlichen Untersuchung bzw. Behandlung bedürfen. Dadurch werden vor allem die Hausärzte von routinemäßig anfallenden Prozeduren wie z. B. Blutdruckmessung und Blutzuckerkontrolle entlastet. Im deutschen Gesundheitssystem sind hingegen immer die Kassenärzte die alleinigen Ansprechpartner, auch wenn es sich um erkennbare Bagatellfälle handelt. Kein Wunder also, dass die Deutschen im internationalen Vergleich die mit Abstand höchste Zahl von Arztkontakten pro Jahr aufweisen.

Mittlerweile liegen repräsentative Daten über die Auswirkungen der Praxisgebühr auf das Verhalten der Patienten vor. Der Gesundheitsmonitor der Bertelsmann Stiftung befragt seit 2002 regelmäßig Mitglieder der Gesetzlichen Krankenversicherung über die Häufigkeit ihrer Arztkontakte, seit 2004 auch über mögliche Verhaltensänderungen aufgrund der Praxisgebühr. Demnach sank die Zahl der Arztkontakte bei den Allgemeinärzten von durchschnittlich 5,54 im Jahr 2003 auf 4,76 im Jahr 2004. Interessant ist in diesem Zusammenhang auch der relativ große Anstieg der Arztbesuche im Jahr 2003. In seinem letzten Quartal waren die Arztpraxen überfüllt, weil viele Versicherte in Erwartung der ab 2004 zu zahlenden Praxisgebühr ihren Medikamentenbestand auffüllen wollten oder einen eigentlich erst für Anfang 2004 vorgesehenen Arztbesuch vorzogen. Alles in allem aber verhielten sich die Versicherten scheinbar so, wie es der Gesetzgeber erwartet hatte. Zwar blieb der Anteil der Personen, die in den jeweils letzten 12 Monaten keinen Arzt aufgesucht hatten, konstant bei 2 bis 3 % der Befragten. Aber die Zahl der Arztkontakte ging ebenso zurück wie die Zahl der Facharztbesuche ohne Überweisung durch einen anderen Arzt. Während im Frühjahr 2003 noch gut 44 % der Befragten angaben, ohne Überweisung einen Facharzt aufgesucht zu haben, halbierte sich diese Quote bis 2007 auf knapp 20 %. Auf den ersten Blick schien sich also die Praxisgebühr im Sinne ihrer Erfinder zu entwickeln, auch wenn die 2007 wieder etwas ansteigende Zahl der Arztbesuche auf einen gewissen Gewöhnungseffekt hindeuten.

Aber ganz so einfach ist die Sache leider nicht. Schaut man sich die Daten nämlich einmal etwas genauer an, kommt man zu einem anderen Bild: Die Zahl der Arztkontakte sinkt vor allem bei Personen mit mehr als zehn Arztbesuchen pro Jahr. Gingen 2003 die Mitglieder dieser Gruppe der »Hochfrequentierer« noch durchschnittlich 28,3 Mal zum Arzt, sank diese Frequenz bis 2006 auf 23,2. Zugleich stieg die Zahl der Arztbesuche bei der Gruppe mit einem bis vier Kontakten pro Jahr um etwa 10 %. Gerade den »Hochfrequentierern« bietet die Praxisgebühr aber überhaupt keinen Grund, seltener zum Arzt zu gehen. Ob sie dies einmal im Quartal oder jeden zweiten Tag machen, ist für sie in finanzieller Hinsicht egal. Gemäß dem »moral-hazard«-Theorem müssten sie sogar mehr Leistungen als zuvor abfordern, weil es ja keinen Cent mehr kostet und sich das Preis-Mengen-Verhältnis sogar günstiger gestaltet. Zugleich müssten die »Geringfrequentierer«, die maximal vier Mal pro Jahr zum Arzt gehen, eigentlich den Anreiz haben, auf einen Arztbesuch zu verzichten, weil sie dann die Praxisgebühr einsparen. Aber genau in dieser Gruppe stieg die Zahl der Arztbesuche im Beobachtungszeitraum sogar um 10 %.

Die »moral-hazard«-These wird auch widerlegt, wenn man die Zahl der Arztkontakte im Verhältnis zum subjektiven Gesundheitszustand betrachtet. Eigentlich könnte man annehmen, dass die Einführung der Selbstbeteiligung bei Versicherten mit ausgezeichnetem oder sehr gutem Gesundheitszustand, die also nicht unbedingt zum Arzt gehen müssten, eine Reduzierung der Arztkontakte zur Folge hatte. Auch hätte die Inanspruchnahme bei Versicherten mit einem weniger guten oder schlechten Gesundheitszustand konstant bleiben müssen. Genau das aber geschah im Zusammenhang mit der Praxisgebühr nicht. Die Zahl der Arztkontakte bei Personen mit einem sehr guten bzw. ausgezeichneten Gesundheitszustand lag 2007 auf der gleichen Höhe wie fünf Jahre zuvor. Das gilt auch für Versicherte mit einem weniger guten bzw. schlechten Gesundheitszustand. Die Praxisgebühr hat also keinen nachhaltigen Einfluss auf die Inanspruchnahme von Leistungen, sondern ist nichts weiter als eine Kostenverlagerung von den Krankenkassen auf die privaten Haushaltskassen.

Diese Untersuchungsergebnisse müssten für diejenigen Ökonomen und Journalisten, die eine Vollkaskomentalität der Kassenpatienten als gleichsam konstitutiv für die soziale Krankenversicherung betrachten, eigentlich ein Rätsel sein. Ihr Denkfehler liegt u. a. darin, den Fokus allein auf das Patientenverhalten zu richten und die zeitgleich ablaufenden Entwicklungen im Verhalten von Ärzten und anderen Anbietern zu ignorieren. Auch wenn dafür noch keine belastbaren empirischen Untersuchungsergebnisse vorliegen, kann man davon ausgehen, dass die sinkende Zahl von Arztkontakten der »Hochfrequentierer« im Zusammenhang mit den ein Jahr nach der Praxisgebühr eingeführten neuen Honorarverteilungsmechanismen für die Kassenärzte steht, die ich in Kapitel 3 erläutert habe. Darauf verweist auch der außergewöhnlich starke Rückgang der Arztkontakte im Jahr 2005 bei Personen mit einem schlechten Gesundheitszustand. Wir erinnern uns: Zum 1. April 2005 wurden so genannte Regelleistungsvolumina eingeführt, arztgruppenspezifische Grenzwerte, bis zu denen die von einer Arztpraxis erbrachten Leistungen mit festen Punktwerten honoriert werden. Bei Überschreitung dieses von den Krankenkassen und der Kassenärztlichen Vereinigung festgelegten Limits werden die ärztlichen Leistungen nur noch mit degressiven Punktwerten vergütet, d. h., je höher ein Arzt mit seinem Leistungsvolumen über dem Grenzwert seiner Arztgruppe liegt, umso stärker sinkt sein Honorar für diese Behandlungen (siehe Kapitel 3). Zwar können z. B. bei einer hohen Zahl von schwer oder chronisch kranken Patienten Praxisbesonderheiten geltend gemacht werden, die diesen Effekt zumindest abmildern, doch das ist mit Papierkrieg und lästigen Streitereien mit der Kassenärztlichen Vereinigung verbunden, was sich die meisten Ärzte möglichst ersparen wollen. Stattdessen werden die Wiedereinbestellungen von Patienten reduziert oder aufs nächste Quartal verschoben, die Zahl der neu aufgenommenen Patienten begrenzt und die der abzurechnenden Fälle so gelenkt, dass die Budgetgrenzen möglichst punktgenau erreicht werden. Für diese an den Regelleistungsvolumina orientierte Steuerung der Leistungs- und Patientenströme gibt es bewährte Praxissoftware.

Weiterhin bestätigen Untersuchungen einen signifikanten Zusammenhang zwischen der Auswirkung von Zuzahlungen auf das Verhalten von Versicherten und deren sozialer Stellung. In der Befragung des Bertelsmann-Gesundheitsmonitors berichteten von den Personen aus einem Haushalt mit einem Nettoeinkommen von über 5 000 Euro pro Monat

- 21 %, wegen der Praxisgebühr Arztbesuche aufgeschoben zu haben,
- 11 %, deshalb einen Arztbesuch vermieden zu haben, und
- 45 %, sich von der Praxisgebühr nicht betroffen zu fühlen.

Bei Personen aus Haushalten mit einem Netto-Einkommen zwischen 500 und 999 Euro sah es dagegen schon anders aus:

- 37 % haben einen Arztbesuch aufgeschoben,
- 26 % haben ihn vermieden und
- 19 % fühlten sich nicht betroffen.

Von einer sozial verträglichen Wirkung der Praxisgebühr kann also kaum die Rede sein. Trotz der Härtefallregelungen in § 62 SGB V, wonach die gesamten Zuzahlungen 2 %, bei chronisch Kranken 1 % des jährlichen Haushaltseinkommens nicht überschreiten sollen, sind die sozial schwachen Schichten deutlich stärker betroffen als die oberen Einkommensgruppen.

Der Arzt und Ökonom Jens Holst zeigt in einer umfangreichen Bestandsaufnahme der internationalen Literatur zur Kostenbeteiligung der Patienten, dass die meisten Untersuchungen, die diesem Instrument einen Wohlfahrtsgewinn für alle Bürger zusprechen, »auf einer atemberaubenden Menge und Dichte von Annahmen und Vereinfachungen« beruhen. So wird zumeist unterstellt, das Erkrankungsrisiko sei über die gesamte Bevölkerung gleich verteilt. Dabei beziehen sich die theoretischen Ansätze gerne auf Krankheiten, die zu einem kalkulierbaren Preis vollständig heilbar sind, und setzen auf diese Weise das Gesundheitswesen sozusagen mit einer Autoreparaturwerkstatt gleich. Letzteres ist schon angesichts der Dominanz von chronischen, d. h. ex definitione nicht heilbaren, sondern nur zu lindernden Krankheiten Unsinn. Gesundheitsgerechtes Verhalten hängt zudem nicht von finanziellen Anreizen ab, die faktisch den Charakter von Bestrafungen ohne wirkliche gesundheitliche Effekte haben. Die Chancen, gesund zu bleiben und Krankheiten zu bewältigen, sind, wie bereits zu Beginn dieses Buches erwähnt, von zwei Faktoren abhängig, die vom Individuum gar nicht oder nur in sehr geringem Maß zu beeinflussen sind: den genetischen Anlagen und den sozialen Chancen.

Vor diesem Hintergrund sind finanzielle Anreize für ge-

sundheitsgerechtes Verhalten eine schlechte Gesundheitspädagogik. Alles in allem bestätigt die empirische Forschung
der letzten 30 Jahre in ihrer Essenz die bereits 1980 von Ulrich Geißler, dem damaligen Leiter des Wissenschaftlichen
Instituts der AOK (WIdO), gemachte Feststellung:

1. Geringe Kostenbeteiligungen haben außer einem statistischen Entlastungseffekt für die GKV keine nennenswer-
   ten Auswirkungen.
2. Hohe Kostenbeteiligungen haben einen kurzfristigen
   Kostendämpfungseffekt, dafür aber problematische gesundheitliche und verteilungspolitische Folgen.
3. Die Kostenbeteiligung setzt am Patienten an, obwohl die
   Kostenexpansion primär von Kostenfaktoren getragen
   wird, die dem Sachverstand und Einfluss der Patienten
   nur begrenzt zugänglich sind.

Mit anderen Worten: Selbstbeteiligungen dienen nicht einer
effektiven Steuerung der Ressourcen im Gesundheitswesen,
sondern sind ein Finanzierungsinstrument zulasten der
Kranken. Wenn vor diesem Hintergrund dennoch schwarz-
gelbe Politiker, konservative Publizisten, Ärztefunktionäre
und Fachgremien wie die Monopolkommission sogar eine
weitere Erhöhung der Direktzahlungen der Patienten fordern, dann belegen sie damit, dass sie entweder von den empirischen Forschungsergebnissen zu diesem Thema keine
Ahnung oder ideologisch bedingte Denksperren haben.
Meist fallen wohl beide Merkmale zusammen.

Kapitaldeckung statt Umlage?
Die Finanzierung demographischer Risiken

Der Umlagefinanzierung der gesetzlichen Krankenkassen
wird vorgeworfen, sie sei nicht demographiefest. Ihre nicht
nach Alter differenzierten Beiträge bewirkten eine ungerech-

te Verteilung auf die Generationen. Das führe zu einer unzumutbaren Benachteiligung der Jüngeren, die den zu erwartenden enormen Zuwachs der Gesundheitsausgaben als zukünftige erwerbstätige Bevölkerung finanzieren müssten. Mehr Generationengerechtigkeit könne man nur erreichen, wenn die GKV-Finanzierung sukzessive auf eine altersspezifische Prämienkalkulation mit einer Kapitaldeckung der Altersrisiken umgestellt werde. Diese Behauptung wird durch »Generationenbilanzen« mit düsteren Prognosen unterfüttert. Mitarbeiter des von Professor Raffelhüschen geleiteten Forschungszentrums Generationenverträge in Freiburg haben für das Jahr 2055 auf Basis eines prognostizierten GKV-Beitragssatzes von 22 % eine »implizite Schuld« der heutigen Beitragszahler in der Gesetzlichen Krankenversicherung gegenüber zukünftigen Generationen in Höhe von knapp 25 % des BIP errechnet. Es wird also behauptet, dass die nachwachsende Generation hohe Krankenkassenbeiträge zahlen muss, weil ihre Eltern für die eigenen Altersrisiken nicht finanziell vorgesorgt haben. Daraus folgt die Forderung nach einer deutlichen Anhebung der aktuellen Krankenkassenbeiträge, um wie in privaten Versicherungen einen Kapitalstock aufzubauen, der diesen unterstellten Effekt auffängt.

Inwieweit diese Generationenbilanz die virtuellen »Schulden«, die wir heutigen Beitragszahler angeblich unseren Kindern und Enkeln hinterlassen, quantitativ korrekt erfasst, soll hier nicht weiter zur Debatte stehen. Wie in Kapitel 2 beschrieben, basieren derart langfristige Prognosen auf mutigen Annahmen, die ihr Ergebnis als quasi sich selbst erfüllende Prophezeiung wesentlich beeinflussen. Schon deshalb haben Generationenbilanzen, die sich zwangsläufig über drei und mehr Jahrzehnte erstrecken, einen ausgeprägt spekulativen Charakter. Sie sind zudem prinzipiell fragwürdig, weil sie Alt und Jung in unsinniger Weise gegeneinander ausspielen. Mit dem gleichen Recht, wie zukünftige Belastungen der

Jüngeren durch die irgendwann anfallenden Krankheitskosten ihrer Eltern und Großeltern zu deren virtuellen Schulden
aufsummiert werden, könnten Letztere ihren Nachkommen
deren Ausbildungskosten in Rechnung stellen oder zumindest eine Saldierung mit ihren Krankheitskosten im Alter
verlangen; ganz zu schweigen von einer Aufrechnung des als
Erbschaften und Schenkungen daherkommenden intergene-
rativen Vermögenstransfers. Wenn man schon Generationenbilanzen erstellt, dann müssen auch diese Faktoren berücksichtigt werden. Das wäre gesellschaftspolitisch aber
natürlich grober Unfug und zudem ohne belastbare empirische Datenbasis.

Bei Licht besehen sind solche Generationenbilanzen
nichts weiter als der Versuch, der Privaten Krankenversicherung mit einem Anwartschaftsdeckungsverfahren zur Absicherung von Altersrisiken die Weihen wohlfahrtsökono-
mischer Vernunft zu geben. Die Befürworter der Kapitaldeckung von demographischen Risiken pflegen die Volksweis-
heit »Spare zur Zeit, dann hast du in der Not«. Was aus der
Perspektive eines Privathaushalts plausibel erscheint, ist aus
gesamtwirtschaftlicher Sicht jedoch eine Illusion. Die moderne Volkswirtschaft kennt keinen mit Geld gefüllten Tre-
sor wie den von Dagobert Duck, den man bei Bedarf wie
einen Geldautomaten anzapfen kann. Es gilt vielmehr der
1952 von Gerhard Mackenroth formulierte, einem Naturge-
setz gleichkommende makroökonomische Kernsatz, »daß
aller Sozialaufwand immer aus dem Volkseinkommen der
laufenden Periode gedeckt werden muß«. Anders ausge-
drückt: Die Altersrisiken müssen dann von der Volkswirtschaft geschultert werden, wenn sie in Form von Renten und
erhöhten Gesundheitsausgaben konkret anfallen.

Das demographische Risiko stellt sich sowohl für das Um-
lage- als auch für das Kapitaldeckungssystem. Beide basieren
auf Rechtsansprüchen bzw. Anwartschaften für eine Betei-

ligung am Volkseinkommen zukünftiger Zeiten, die in Form von Steuern, Abgaben oder Versicherungsbeiträgen an einen Fonds entstehen, aus dem die laufenden Altersrisiken finanziert werden. Entscheidend für die Einlösung dieses Vertrags ist immer die Leistungsfähigkeit der Volkswirtschaft zu dem Zeitpunkt, an dem die Ansprüche an das jeweilige System fällig werden. Das gilt auch für die Kapitaldeckung, die zur Erfüllung ihrer Verpflichtungen ein ausgewogenes Verhältnis von Sparen und Entsparen benötigt. Nach einer Faustregel der Finanzwirtschaft müssen für 100 Auszahlungskunden mindestens 120 neue Einzahler gewonnen werden. Sonst droht ein als »asset meltdown« gefürchteter Effekt: Das angesparte Portfolio hat nicht mehr den für seine Refinanzierung erforderlichen Marktwert, weil es mehr Verkäufer als Käufer von Fondsanteilen und Aktien gibt, deren Kurse daher sinken. Der demographische Trend geht aber spätestens ab 2020, wenn die Babyboomer-Generation der Jahrgänge 1955 bis 1969 allmählich aus dem Erwerbsleben scheidet, in die Richtung einer Entsparer-Sparer-Relation von 100 : 100, wenn nicht 100 : 90. Demographiefestigkeit sieht anders aus.

Auf das »Mackenrothsche Gesetz« reagieren die Verfechter der Kapitaldeckung oft etwas gelangweilt. Das sei ein alter Hut aus den 1950er Jahren, als es darum ging, die Kriegsfolgen zu bewältigen. Zudem gelte dessen Logik nur für das Modell einer geschlossenen Volkswirtschaft. In Zeiten der Globalisierung stehe für die Absicherung der Altersrisiken schließlich auch der internationale Kapitalmarkt zur Verfügung. Auf diesem Weg könne man Diskrepanzen zwischen Sparern und Entsparern im eigenen Land durch die Kapitalnachfrage in »jüngeren« Volkswirtschaften überbrücken. Das Demographieproblem soll also quasi exportiert und mithilfe der Wertschöpfung anderer Länder zusätzlich abgesichert werden.

Eine solche Strategie wäre, wenn überhaupt, nur dann Erfolg versprechend, wenn allein Deutschland vor einem demographischen Problem stünde. Ein Blick auf entsprechende Vergleichsstatistiken zeigt aber, dass so gut wie alle führenden Industrienationen dieses Schicksal teilen und nach entsprechenden Kompensationsmöglichkeiten suchen müssten. Nach Berechnungen der UN werden 2020 die über 60-Jährigen folgende Anteile an der Bevölkerung haben: In Italien und Japan 42 %, in der Schweiz 39 %, in Deutschland und Schweden 38 %, in Großbritannien 34 %, in Frankreich und den Niederlanden 33 % sowie in den USA 27 %. Diese Länder scheiden also als Anlagemarkt weitgehend aus, weil sie ähnliche Demographieprobleme haben wie wir.

Bleiben noch die aufstrebenden Volkswirtschaften Asiens und Lateinamerikas, um aus den dort zu erwartenden Kapitalerträgen die demographisch bedingten Risiken unserer Rentenfonds zu decken. Diese Strategie setzt darauf, dass »junge« Länder wie Indien oder China einerseits zusätzliches Kapital für ihre wirtschaftliche Entwicklung benötigen, andererseits aber selbst keine demographischen Probleme haben. Leider sind beide Annahmen falsch. Der Anteil der über 60-Jährigen an der Bevölkerung wird sich in China und Indien in den nächsten 30 bis 40 Jahren mehr als verdreifachen. Diese Länder haben also reichlich mit der Entwicklung von Strategien zur Absicherung ihrer eigenen zukünftigen Altersrisiken zu tun und taugen nicht als Kapitalreserve für unsere Alterslasten. Auch von Kapitalknappheit kann weder global noch in diesen boomenden Volkswirtschaften nur annähernd die Rede sein. Vielmehr registrieren wir schon seit Jahren eine weltweite Überakkumulation an Geldkapital, die im Wesentlichen für die periodischen Krisen der internationalen Finanzmärkte verantwortlich ist. Allein zwischen 2000 und 2005 hat sich weltweit das Vermögen von institutionellen Investoren (Banken, Pensionsfonds, Versicherungen) um fast 50 % von 37 auf 55 Billionen US-Dollar erhöht. Nie zuvor ist so viel Anlage suchendes Kapital auf den Markt gedrängt wie heute, wobei sich insbesondere in den asiatischen »Tigerstaaten« ein enormes Potenzial an Geldkapital gebildet hat. Die »Zeit« (29/2007) dokumentierte einen großen globalen Kapitalüberfluss vor allem in den Ländern des Mittleren und Fernen Ostens. Demnach sind die liquiden Mittel weltweit von etwa 1200 Milliarden US-Dollar im Jahr 1999 auf 2000 Milliarden US-Dollar im Jahr 2007 gestiegen. In den asiatischen Schwellenländern hatten die Ersparnisse in den neunziger Jahren im Jahresdurchschnitt ein Niveau von 32,9 % des Bruttoinlandsprodukts; dieser Wert ist bis 2007 auf 42,2 % gestiegen. Zum Vergleich: Der globale Durchschnitt lag 2007 bei 22,8 %, während die Quote in den USA 13,7 % betrug. Allein China besitzt mit Währungsreserven in Höhe von 1,5 Billionen US-Dollar eine »finanzielle Atombombe« (Le Monde Diplomatique 11/2007). Würden die »alten« Volkswirtschaften versuchen, ihre Alterslasten über die Wertschöpfung dieser »jungen« Volkswirtschaften zu bewältigen, träfe dieser Kapitalzufluss auf ein eh schon vorhandenes Überangebot an liquiden Mitteln, was zwangsläufig zu einem weiteren Aufpumpen der Spekulationsblasen an den Finanzmärkten führen würde.

Welche Folgen das hätte, können wir nicht nur am jüngsten Zusammenbruch der Kapitalmärkte im Oktober 2008 studieren. Vorausgegangen waren 1997 die Asien-Krise (»Tigerstaaten-Rallye«) und 2001/2002 der Einbruch des New-Economy-Booms, die nach dem gleichen Grundmuster wie der Crash von 2008 abliefen. Diese periodischen Krisen sind keine Betriebsunfälle, sondern die immanente Eigenschaft eines unregulierten globalen Finanzmarkts, der in seiner eigenen, von der Realwirtschaft abgekoppelten Welt lebt. Der französische Ökonom Frédéric Lordon beschrieb ihn einmal als ein selbstreferenzielles System mit einer manisch-depressiven Psychopathologie, das sich nicht an der Wertschöpfung von Volkswirtschaften orientiert, sondern an davon losgelösten Verkaufserfolgen und »Hypes« auf dem Börsenparkett (Le Monde Diplomatique 9/2007).

Spätestens wenn die Depression an den Finanzmärkten die gesamte Finanzwirtschaft ins Wanken bringt und in eine allgemeine wirtschaftliche Rezession umzuschlagen droht, erfolgen laute Hilferufe an die Zentralbanken und Regierungen. Bereits 2003 musste die Bundesregierung als »stiller Retter« (Der Spiegel 43/2003) mit einem milliardenschweren Hilfspaket in Form von Abschreibungsmöglichkeiten die Versicherungswirtschaft vor einem Desaster bewahren. Diese hatte in den drei vorangegangenen Jahren über 100 Milliarden Euro an der Börse versenkt. Dieselben Wirtschaftsjournalisten, die noch vor zehn Jahren Norbert Blüm mit seinem Spruch »Die Rente ist sicher« verspotteten und empfahlen, die Alterssicherung der Bürger den boomenden Kapitalmärkten anzuvertrauen, fordern heute massive Staatsinterventionen in der Finanzbranche. Plötzlich scheuen sich diese sonst so fanatischen Verfechter der freien Privatinitiative nicht, sogar die vorübergehende Verstaatlichung von Banken zu fordern, um zu retten, was noch zu retten ist. Wenn schon das Finanzkapital im Ernstfall auf den Staat als »weißen Ritter« setzt, welchen Grund sollten dann die Bürger haben, ihre soziale Absicherung dem Finanzmarkt und nicht dem Staat anzuvertrauen?

Nicholas Barr von der London School of Economics zieht aus seiner Analyse der Kapitaldeckung vor dem Hintergrund der Globalisierung folgenden Schluss: »Aus wirtschaftlicher Sicht ist der demographische Wandel kein gutes Argument zugunsten kapitalgedeckter Systeme.« Der über Steuern und Abgaben finanzierte Wohlfahrtsstaat sei in Verbindung mit einem effektiven Bildungssystem, das eine hohe Produktivität der Wirtschaft ermögliche, das bessere und vor allem ein sicheres »Sparschwein« moderner Volkswirtschaften.

In der gesundheitspolitischen Diskussion sind viele Phrasen im Gebrauch, die mit Gewissheit verwendet werden, aber keine sachliche Substanz haben. Weder gibt es eine Kosten-explosion im Gesundheitswesen, noch droht uns eine Ratio-nierung der Medizin, weil die demographische Entwicklung und der medizinische Fortschritt eine umfassende medizini-sche Versorgung für die gesamte Bevölkerung zu teuer ma-chen. Auch ist unser Krankenversicherungssystem, wie das Sozialbudget im Ganzen, kein Klotz am Bein der Wirtschaft, sondern wie das Bildungswesen unverzichtbarer Teil der all-gemeinen Infrastruktur. Die Vorstellung, man könne diesen Sektor marktwirtschaftlich über das freie Zusammenspiel von Angebot und zahlungsfähiger Nachfrage steuern, ist rea-litätsfern und Ausdruck ideologischer Borniertheit.

Das heißt jedoch nicht, dass alles in Ordnung ist und kein Reformbedarf besteht. Das große Problem des deutschen Sozialstaats ist, dass sich wesentliche Teile der Besserverdie-nenden einer solidarischen Umlagefinanzierung entziehen können. Leider ist das für die meisten Medien offenbar kein attraktives Thema. Deren Aufmerksamkeit gilt eher einer von Peter Sloterdijk im Sommer 2009 angezettelten Serien-debatte über eine angebliche Ausbeutung der Besserverdie-nenden (»die gebende Hand«) durch den Sozialstaat. Diese Diskussion förderte eine peinliche Ignoranz von Schwerin-tellektuellen in Bezug auf die Finanzierung des Sozialbud-gets zutage, in das die höheren Einkommensschichten nicht zu viel, sondern dank Versicherungspflicht- und Beitragsbe-messungsgrenzen eher zu wenig einzahlen. Das gilt insbe-sondere für die Krankenversicherung, wo sich Deutschland als einziges Land in Europa eine Trennung in gesetzlich und privat Versicherte leistet, die für die systematische Unter-finanzierung der GKV wesentlich verantwortlich ist. Damit werde ich mich im nächsten Kapital auseinandersetzen.

Kapitel 5

Die Baustellen einer solidarischen Gesundheitspolitik

Die zahlreichen GKV-Reformen der letzten 30 Jahre wurden stets mit Kommentaren bedacht wie »Stückwerk«, »ohne schlüssiges Konzept« oder »halbherziger Kompromiss«. Ebenso regelmäßig wurde die Politik angemahnt, endlich einmal eine »richtige« Reform »aus einem Guss« zu machen, die nicht schon nach ein paar Jahren die nächste Reform nach sich zieht. Diese Forderungen, alle Probleme im Gesundheitswesen mit einer einzigen großen Reform anzugehen, ist ein sicheres Anzeichen dafür, dass ihre Wortführer entweder keine Ahnung von den komplexen Problemen und Interessenkonstellationen der Gesundheitspolitik haben oder sich auf Oppositionsbänken, in Redaktionsstuben oder im Wissenschaftsbetrieb politischer Verantwortungsfreiheit erfreuen können. In der Gesundheitspolitik geht es, wie auch in anderen Politikbereichen, um mühselige Aushandlungsprozesse unterschiedlicher Interessen und nicht um die Realisierung von Patentrezepten, die angeblich so leicht umzusetzen wären, wenn Politiker und Verbandsfunktionäre ihren Job anständig machen würden.

Da es bei GKV-Reformen um politische Entscheidungen über die Verteilung von Einkommen und Ressourcen geht, vermischen sich unterschiedliche ökonomische Interessen mit kontroversen Ideologien und (partei-)politischen Zielen. Hinzu kommt, dass unser Sozialversicherungssystem im Vergleich zu anderen Ländern stark verrechtlicht ist und der Föderalismus mit seiner konkurrierenden Gesetzgebung von

Bund und Ländern andere politische Aushandlungsprozesse mit sich bringt als in Zentralstaaten wie Frankreich oder Großbritannien. Daraus entstehen komplexe politische Gemengelagen mit Kontroversen, die oft langwierige und quälende Entscheidungsprozesse zur Folge haben und bei denen Sachargumente von Ideologien und parteipolitischen Scharmützeln überlagert werden. Diese den beruflichen Alltag von Politikern prägenden Vorgänge sind in einer parlamentarischen Demokratie generell unvermeidlich. Man kann dieses Phänomen als solches nur dann kritisieren, wenn man von einem »wohlwollenden Diktator« träumt, der das Allgemeinwohl verkörpert und immer genau weiß, wo es langgeht – eine ebenso illusionäre wie unpolitische Vorstellung. Den Gedanken, dass es ein »Gemeinwohl als sichtbaren Leitstern der Politik gibt, das stets einfach zu definieren ist und das jedem Menschen mittels rationaler Argumente sichtbar gemacht werden kann«, spottet Joseph Schumpeter, einer der bedeutendsten Ökonomen des 20. Jahrhunderts, sei die naive Vorstellung aus der »Welt eines Eisenwarenhändlers des achtzehnten Jahrhunderts«. Der Inkrementalismus von Reformprozessen ist nicht das Resultat von Politikversagen, sondern entspricht eher dem berühmten Postulat Max Webers, Politik als Beruf bedeute »ein starkes langsames Bohren von harten Brettern mit Leidenschaft und Augenmaß zugleich«. Dass sich in der Politik auch viele Dünnbrettbohrer herumtreiben, bleibt davon unberührt.

Auf die deutsche Gesundheitspolitik trifft diese Erkenntnis in besonderem Maße zu. Sie präsentiert sich als eine Kette von Reformen, die zwangsläufig aus Kompromissen bestehen und den Keim der nächsten Reform bereits in sich tragen. Hinzu kommt, dass die Gesundheitsminister darauf achten müssen, die Zahl der Reformgegner überschaubar zu halten und nicht mehr kontrollierbare Abwehrkoalitionen zu verhindern. Deshalb besteht die professionelle Kunst der Gesundheitspolitik nicht darin, in sich geschlossene Modelle mit einem großen Knall durchzusetzen, sondern sich auf wenige Schwerpunkte zu konzentrieren und in die unvermeidlichen Kompromisse sogleich wieder »Reformviren« zu implantieren. Diese folgen zwar einer bestimmten gesundheitspolitischen Grundkonzeption, man weiß aber nicht immer, ob, wann und wie sie in der komplexen Realität wirken. Die Richtung, in die es gehen soll, ist vorgegeben. In der Umsetzung der Reform wird sich dann zeigen, ob alles wunschgemäß funktioniert. Wenn nicht, muss in der nächsten Reform nachjustiert werden. So entsteht eine im Prinzip endlose Kette von GKV-Reformen, die jeweils die nächste Reform bereits antizipieren. Es gilt der Grundsatz: »Nach der Reform ist vor der Reform.«

GKV-Reformen: Was bisher geschah

Krankenversicherungsreformen sind nur scheinbar ein Phänomen der letzten 30 Jahre. Es hat sie seit der Gründung der GKV durch Bismarcks »Gesetz betr. die Krankenversicherung der Arbeiter« von 1883 immer wieder gegeben, und auch dieses grundlegende Gesetz hatte Vorläufer. Allein zwischen 1885 und 1903 erfuhr es elf Novellierungen, mit denen der Kreis der Versicherten erweitert und erste Ansätze zur Regelung der Beziehungen der Krankenkassen mit den Ärzten, Krankenhäusern und Apothekern eingeführt wurden. Diese Vorgänge betrafen aber nur eine Minderheit, weil die damalige Gesetzliche Krankenversicherung nur Industriearbeiter und Handwerker in einer immer noch weitgehend agrarischen Gesellschaft erfasste. Ein medizinisches Versorgungssystem gab es nur in Ansätzen, die Ausgaben der Krankenkassen machten lediglich 0,24 % des Sozialprodukts aus. Erst mit der weiteren Industrialisierung in der ersten Hälfte des 20. Jahrhunderts wurden Krankenversicherungsreformen Gegenstand eines größeren öffentlichen Interesses. In den 1930er Jahren waren knapp zwei Drittel der Bevölkerung gesetzlich krankenversichert. Nach dem Krieg stieg dieser Anteil in der BRD bis Ende der 1970er Jahre auf 90 %, eine heute noch geltende Quote. Bis zu diesem Zeitpunkt beschränkten sich die eher sporadischen Reformen im GKV-System auf die Erweiterung des Versichertenkreises und der Leistungen der Gesetzlichen Krankenversicherung sowie auf die Zwangsmitgliedschaft der Kassenärzte in den Kassenärztlichen Vereinigungen als öffentlich-rechtlichen Organisationen.

Die Politik der regelmäßigen, zumeist einmal pro Legislaturperiode erfolgenden GKV-Reformen begann mit dem Krankenversicherungs-Kostendämpfungsgesetz (KVKG) vom 27. Juni 1977 und verlief in drei Etappen. Die Kostendämpfungsgesetze der sozial-liberalen und der christlich-liberalen Regierungen von 1977 bis Ende der 1980er Jahre griffen jedoch nicht in die Strukturen des GKV-Systems ein, sondern beschränkten sich auf die Festlegung von Budgetgrenzen und Änderungen im Leistungskatalog der Krankenkassen. Diese Ära der »K-Gesetze« endete 1988 mit dem von Norbert Blüm (CDU) zu verantwortenden Gesundheits-Reformgesetz (GRG), mit dem zugleich das für die GKV zuständige Kapitel der Reichsversicherungsordnung (RVO) in das Sozialgesetzbuch V überführt und neu systematisiert wurde.

1992 übernahm Horst Seehofer (CSU) das Bundesgesundheitsministerium, das ein Jahr zuvor aus der Krankenversicherungsabteilung des Bundesarbeitsministeriums und der für Gesundheitsberufe, Arzneimittelsicherheit und Prävention zuständigen Abteilung des Ministeriums für Frauen, Familie und Gesundheit hervorgegangen war. Er setzte 1992 mit dem Gesundheitsstrukturgesetz (GSG) eine wegweisende, von der CDU/CSU und der SPD gemeinsam getragene Organisationsreform der GKV durch. Sie schaffte ihre aus Bismarcks Zeiten stammende berufsständische Gliederung ab, in der Arbeiter ihrer jeweiligen Pflichtkasse zugewiesen wurden, während Angestellte zwischen dieser Pflichtkasse und einer Angestellten-Ersatzkasse wählen konnten (siehe Kapitel 1). Seit 1996 können alle Versicherungsberechtigten ihre Kasse frei wählen, wodurch das GKV-System eine wettbewerbliche Struktur erhielt. Zuvor wurde 1994 der Risikostrukturausgleich (RSA) eingeführt, der einen das Solidaritätsprinzip zerstörenden Wettbewerb der Kassen über Risikoselektion verhindern sollte. Das GSG war quasi die »Mutter aller GKV-Reformen«, da es zentrale Voraussetzungen für das Aufbrechen überholter korporatistischer Strukturen im Gesundheitswesen schuf, ein vor allem die GKV-Reformen der 2000er Jahre bestimmendes Paradigma.

Die dritte Etappe der GKV-Reformen ist eng mit Ulla Schmidt (SPD) verbunden, die 2001 Gesundheitsministerin wurde und gemeinsam mit der Union zwei wichtige Gesetze auf den Weg brachte: das Ende 2003 verabschiedete GKV-Modernisierungsgesetz (GMG) und das im Sommer 2007 in Kraft getretene GKV-Wettbewerbsstärkungsgesetz (GKV-WSG). Vor allem das GMG wird bis heute in seiner Wirkung erheblich unterschätzt. Mit ihm wurden erstmals Kosten-Nutzen-Bewertungen und Kriterien der evidenzbasierten Medizin zur Grundlage für die Bestimmung der von den Kassen finanzierten medizinischen Leistungen gemacht (siehe Kapitel 3). Außerdem enthielt das GMG Ansätze zum Aufbrechen verkrusteter Versorgungsstrukturen, indem es das Monopol der Kassenärztlichen Vereinigungen in der ambulanten Versorgung infrage stellte und neue Versorgungsformen wie die Medizinischen Versorgungszentren (MVZ) ermöglichte. Das GKV-WSG baute diesen Ansatz weiter aus und brachte außerdem mit dem Gesundheitsfonds eine deutliche Verbesserung des Risikostrukturausgleichs (siehe Kapitel 1).

Auch wenn die Einführung dieser beiden Gesetze mit Umwegen und halbherzigen Kompromissen verbunden war, so haben sie doch jeweils spezifische Fortschritte für die weitere Entwicklung der Gesetzlichen Krankenversicherung gebracht. Das war für Fachleute auch erkennbar, aber nicht immer für die Bürger, vor allem dann nicht, wenn sie durch Änderungen im Leistungsrecht unmittelbar belastet wurden, wie z. B. mit der 2004 eingeführten Praxisgebühr.

Unterm Strich waren die Reformen des vergangenen Jahrzehnts also besser als ihr Ruf – was man von Philipp Röslers GKV-Finanzierungsgesetz (GKV-FG) leider nicht behaupten kann (siehe Kapitel 4). Es verschärft die Erosion der GKV-Finanzen und packt keines der aktuellen Strukturprobleme wirklich an:

- Die Einnahmen der GKV bleiben seit 30 Jahren hinter ihren Ausgaben zurück mit der Folge, dass die Beitragssätze immer weiter steigen und vor allem die unteren und mittleren Einkommen zunehmend stärker belasten.
- Das Gefälle in der Versorgungsqualität zwischen Stadt und Land, aber auch innerhalb von Ballungszentren wird immer steiler.
- Die politisch gewollten Wettbewerbsstrukturen der GKV erfordern eine Neuordnung der Verantwortung für die Sicherstellung der medizinischen Versorgung einschließlich der Planungs- und Aufsichtsaufgaben.

Reformbaustelle 1:
Bürgerversicherung als Lösung für die Finanzkrise
der Gesetzlichen Krankenversicherung

Wenn in den Medien über den Zustand der GKV-Finanzen berichtet wird, werden gerne Bezeichnungen wie »marode«, »pleite« oder »chronisch defizitär« verwendet, die den Eindruck erwecken, als seien die Krankenkassen ein Fall für den Konkursrichter. Davon kann trotz ein paar drohenden Insolvenzen jedoch keine Rede sein. Es ist allerdings unbestreitbar, dass die Finanzierung der Gesetzlichen Krankenversicherung in einer immanenten Krise steckt, weil sich ihre Einnahmen und Ausgaben, wie in Kapitel 2 bereits erläutert, seit Anfang der 1980er Jahre scherenförmig auseinanderentwickelt haben. Das liegt nicht an einem überproportionalen Wachstum der Krankenkassenausgaben; diese haben sich im Gleichschritt mit dem allgemeinen wirtschaftlichen Wachstum entwickelt. Wenn trotzdem der durchschnittliche Beitragssatz in den vergangenen 25 Jahren von 11,8 % auf nunmehr 15,5 % des beitragspflichtigen Einkommens gestiegen ist, kann diese Disparität nur eine Ursache haben: Die Einnahmen der Krankenkassen sind hinter der allgemeinen wirtschaftlichen Entwicklung zurückgeblieben. Dieser eigentlich offensichtliche Sachverhalt wird von Teilen der Politik und Publizistik der solidarischen, einkommensabhängigen Umlagefinanzierung der GKV als solcher angelastet. Dieses Ende des 19. Jahrhunderts entwickelte, an die Erwerbseinkommen gekoppelte Beitragssystem sei nicht mehr in der Lage, die steigenden Gesundheitsausgaben zu finanzieren, und müsse durch zumindest teilweise risikoabhängige Prämien oder gleiche Pauschalbeträge für alle Versicherten abgelöst werden.

Richtig an dieser Behauptung ist nur, dass die Ankoppelung der GKV-Beiträge an die Löhne und Gehälter von Arbeitern und Angestellten auf Basis der *bestehenden* Einkommensverteilung zu weiteren Beitragssatzsteigerungen führen wird. Während sich die Ausgaben der Krankenkassen seit 25 Jahren im Rahmen des durchschnittlichen Wirtschaftswachstums bewegen, bleiben die Arbeitnehmereinkommen, wie in Kapitel 2 gezeigt, seit Jahren dahinter zurück. Diese Entwicklungen haben zu einer wachsenden Differenz zwischen den Einnahmen und Ausgaben der Krankenkassen geführt. Nicht die einkommensbezogene Beitragsgestaltung und das Solidaritätsprinzip sind also das Problem, sondern die Beschränkung auf die unteren und mittleren Lohn- und Gehaltsgruppen sowie deren Benachteiligung bei der Einkommensverteilung. Diese systematische Unterfinanzierung der GKV kann weder durch Kopfpauschalen noch durch eine Verlagerung des Sozialausgleichs in den Staatshaushalt beseitigt werden (siehe Kapitel 4), sondern nur durch Verbreiterungen der Finanzierungsbasis mithilfe von Auf- bzw. Anhebung der Versicherungspflicht- und Beitragsbemessungsgrenzen.

Diese werden jährlich per Rechtsverordnung der Bundesregierung der allgemeinen Lohn- und Gehaltsentwicklung angepasst. Aktuell unterliegen der Versicherungspflicht Arbeiter und Angestellte mit einem Einkommen von bis zu 4 125,00 Euro pro Monat sowie Rentner, Arbeitslose und Studenten, während besser verdienende Angestellte entweder in eine private Krankenversicherung eintreten können oder als freiwillig Versicherte eine Kopfpauschale von 304,43 Euro zahlen (Stand: 1.1.2011). Dieser Betrag ergibt sich aus der Beitragsbemessungsgrenze von 3 712,50 Euro und einem allgemeinen Beitragssatz von 15,5 %, von dem die Arbeitgeber 7,3 Prozentpunkte übernehmen. So kommt z. B. ein freiwillig in einer Krankenkasse versicherter Angestellter mit einem Gehalt von 6 000 Euro pro Monat auf einen faktischen Beitragssatz von 5,1 %, während seine Kolleginnen und Kollegen unterhalb der Beitragsbemessungsgrenze 8,2 % ihres Bruttolohns abführen müssen. Auch die Sonderrechte der Beamten schwächen die GKV. Deren Behandlungskosten werden zur Hälfte vom Dienstherrn übernommen, für ihre Kinder und für Pensionäre sogar zu 70 %. Ihre Arzt- und Zahnarztrechnungen werden nach den für Privatpatienten geltenden Gebührenordnungen gestaltet. Für den Rest haben sie eine private Krankenversicherung.

Gerade dieses duale System von Gesetzlicher und Privater Krankenversicherung, das Besserverdienende und Beamte aus der Solidarität der Versicherten entlässt, steht einer gesicherten Finanzierung des Gesundheitswesens im Weg. Die Trennung der Gesellschaft in Privat- und Kassenpatienten ist nicht nur unsozial, sie hat auch keine volkswirtschaftlich sinnvolle Basis (siehe Kapitel 1). Seit fast zehn Jahren wird in Deutschland darüber diskutiert, dem Beispiel der Niederlande und der Schweiz zu folgen und ein einheitliches Krankenversicherungssystem für alle Bürger zu schaffen. Eine solche Bürgerversicherung besteht im Kern aus einer Verallgemeinerung des Solidaritätsprinzips der GKV für die gesamte Bevölkerung:

- Alle Bürger haben ohne Ausnahme die Pflicht, sich in einer gesetzlichen Krankenkasse nach Wahl zu versichern. Das Beihilfesystem für Beamte wird ebenso zum Auslaufmodell wie die freiwillige Versicherung für besser verdienende Angestellte und Selbstständige.
- Die Beiträge werden nach dem Prinzip der Leistungsfähigkeit als prozentualer Anteil des beitragspflichtigen Einkommens erhoben.
- Alle Krankenversicherungen bieten das gleiche Spektrum von Pflichtleistungen an, das dem gegenwärtig geltenden Niveau des SGB V entspricht.

- Es gilt ein allgemeiner Kontrahierungszwang ebenso wie ein Risikostrukturausgleich mit direktem Morbiditätsbezug. Der Kassenwettbewerb soll sich ausschließlich um die Versorgungsqualität und den Service drehen.

In diesen Punkten sind sich die vorliegenden Konzepte der SPD, der Grünen und der Linken einig. Unterschiedliche Vorstellungen gibt es vor allem zu vier Fragen:

- Welche Einkommensarten sollen bis zu welcher Höhe zur Beitragsbemessung herangezogen werden?
- Was wird aus den privaten Krankenversicherungen? Sollen sie nur noch Zusatzleistungen zur GKV anbieten oder auch als Vollversicherung zu GKV-Konditionen am Markt bleiben können?
- Sollen Ehepartner beitragsfrei mitversichert werden oder zumindest ab einer bestimmten Einkommenshöhe gesonderte Beiträge abführen?
- Wie soll der Arbeitgeberanteil der Beiträge gestaltet werden?

Damit sind rechtliche und gesellschaftspolitische Probleme verbunden, für die es eine Reihe alternativer Lösungsmöglichkeiten gibt.

Auf die Frage, welche Einkommensarten bis zu welcher Höhe zur Beitragsbemessung herangezogen werden sollen, geben die vorliegenden Konzepte zur Bürgerversicherung unterschiedliche Antworten:

- Das 2004 von der SPD präsentierte Konzept sieht ein »2-Säulen-Modell« vor: Der Beitragssatz soll zum einen wie bislang auf das Arbeitseinkommen bezogen werden, zum anderen auf die Kapitaleinkünfte unter Berücksichtigung des bei der Einkommenssteuer geltenden Sparerfreibetrages. Für beide Säulen gilt die bestehende Beitragsbemessungsgrenze. Alternativ wird bezüglich der Kapitaleinkünfte eine Abgeltungssteuer von 7% in Erwägung

gezogen. Mieteinkünfte sollen nicht berücksichtigt werden, da diese die Möglichkeit eröffnen, wie bei der Steuer-
erklärung von Abschreibungsmöglichkeiten Gebrauch zu
machen. In der parteiinternen Diskussion wird mittlerweile auch ein Sonderzuschlag zur Einkommenssteuer
erwogen. Das SPD-Präsidium hat am 8.11.2010 angekündigt, im März 2011 ein neues Konzept vorzulegen.

- Die Grünen wollen die Beitragsbemessungsgrenze auf die
  in der Rentenversicherung geltende Höhe von 5500 Euro
  pro Monat anheben. Sie favorisieren als Bemessungs-
  grundlage das gesamte steuerpflichtige Einkommen bis
  zur Beitragsbemessungsgrenze, wobei für die Kapitaleinkommen auch der Sparerfreibetrag gelten soll. Das
  »2-Säulen-Modell« der SPD, das nur Arbeits- und Kapitaleinkommen und keine sonstigen Nebeneinkünfte (z. B.
  Mieteinnahmen) berücksichtigt, soll als Alternative geprüft werden.

- Die Linke will ebenfalls das gesamte Einkommen heran-
  ziehen und die Beitragsbemessungsgrenze in einem ersten Schritt auf das in der Rentenversicherung geltende
  Niveau anheben (2010: 5500 Euro pro Monat), wobei später weitere Anhebungen nicht ausgeschlossen werden.

Die Anhebung der Beitragsbemessungsgrenze ist innerhalb
der SPD umstritten. Dabei stellt sie ebenso eine Benachteiligung von Normal- gegenüber Besserverdienern dar wie die
Ausklammerung von Kapitaleinkommen aus der Beitragsbemessung. Der Leiter der nach ihm benannten Kommission
zur Reform der Sozialversicherungssysteme Bert Rürup und
der SPD-Gesundheitsexperte Karl Lauterbach lehnen die
Aufhebung der Beitragsbemessungsgrenze mit der Begründung ab, dann würden die Krankenkassenbeiträge faktisch
zu einer zweiten Einkommenssteuer umgewandelt. Das aber
ist eine rein rechtsdogmatische Argumentation. Ökonomisch gesehen ist es irrelevant, ob Abgaben in Form von

Steuern oder von Sozialversicherungsbeiträgen erhoben werden. Die OECD macht bei ihren internationalen Vergleichen der Abgabenlast zwischen diesen beiden Kategorien nur einen statistischen Unterschied, aber keinen in Bezug auf seine wirtschaftlichen Auswirkungen (Wettbewerbsfähigkeit, Verteilungseffekte etc.). Die entscheidenden Kriterien für die Höhe der Beitragsbemessungsgrenze sind nicht ordnungspolitische Doktrinen über den Unterschied von Sozialversicherungsbeiträgen und Steuern, sondern Erfordernisse der solidarischen GKV-Finanzierung, die politisch definiert werden müssen. Bei Licht besehen geht es beim Festhalten an der Beitragsbemessungsgrenze darum, die eh schon konfliktreiche Einführung einer Bürgerversicherung nicht noch mit einer Verärgerung der politisch einflussreichen akademischen Mittelschicht zu belasten, die als zumeist freiwillig Versicherte oder Beamte von einer Anhebung der Beitragsbemessungsgrenze bzw. einer Abschaffung der privaten Krankenversicherung besonders betroffen wären. Genau das war wohl gemeint, als die Grünen in dem Beschluss ihrer 23. Ordentlichen Bundesdelegiertenkonferenz vom 2./3. Oktober 2004 darauf hinwiesen, dass bei der Festlegung der Beitragsbemessungsgrenze auch »die Akzeptanz in der Bevölkerung zu berücksichtigen (ist)«. Auf der 32. Bundesdeligiertenkonferenz vom 19.-21. November 2010 wurde zwar die Forderung nach einer Anhebung der Beitragsbemessungsgrenze verabschiedet, jedoch sprachen sich wichtige Grünen-Politier wie Fritz Kuhn dagegen aus. Das letzte Wort ist da noch nicht gesprochen.

Wenn denn die Beibehaltung der Beitragsbemessungsgrenze der politische Preis ist, den man für eine breite Akzeptanz der Bürgerversicherung zahlen muss, wäre das ein hinnehmbarer Kompromiss. Die Bürgerversicherung würde auch dann noch für deutlich mehr soziale Ausgewogenheit in der Beitragsgestaltung der GKV führen, als dies gegenwärtig der Fall ist. Die von der rot-grünen Bundesregierung 2003 eingesetzte Rürup-Kommission schätzte, dass der durchschnittliche Beitragssatz in der GKV durch die Bürgerversicherung wie folgt gesenkt werden könnte (jeweils in Beitragssatzpunkten):

- bei Einbeziehung aller Einkommensarten, aber Beibehaltung der Versicherungspflicht- und Beitragsbemessungsgrenzen wie Status quo: 0,5 Prozentpunkte.
- bei einer zusätzlichen Anhebung der Beitragsbemessungsgrenze auf Rentenversicherungsniveau: 0,8 Prozentpunkte.
- bei einer zusätzlichen Einbeziehung aller Bürger: 0,7 Prozentpunkte.

Bei einer Einbeziehung aller Einkommensarten und aller Bürger in die GKV könnte also selbst bei Beibehaltung der geltenden Beitragsbemessungsgrenze der durchschnittliche Beitrag zur Gesetzlichen Krankenversicherung um 1,2 Prozentpunkte gesenkt werden, bei deren Anhebung auf die für die Rentenversicherungspflicht geltende Beitragsbemessungsgrenze sogar um ganze 2 Prozentpunkte. Diese Schätzung der Rürup-Kommission wird auch von anderen Modellrechnungen bestätigt. Die sinkenden Beiträge gingen zudem einher mit einer Entlastung der Renten- und Arbeitslosenversicherung, deren Beitragssätze durch die geringeren hälftigen von ihnen gezahlten Krankenkassenbeiträge der Rentner und Arbeitslosengeldempfänger um 0,4 bzw. 0,1 Prozentpunkte sinken könnten. Insgesamt würde die Bürgerversicherung demnach die Sozialversicherungsabgaben um bis zu 2,5 Prozentpunkte kürzen.

Kinder und in der Ausbildung befindliche Jugendliche sollen in allen Modellen einer Bürgerversicherung beitragsfrei mitversichert werden. Die SPD möchte auch die Regelung beibehalten, dass nicht erwerbstätige Ehegatten ebenfalls zu diesem Personenkreis gerechnet werden. Die Grünen und die Linke möchten diesen Status nur den Lebenspartnern zugestehen, die Erziehungs- oder Pflegeaufgaben wahrnehmen. Die Grünen schlagen zudem vor, wie beim Ehegattensplitting in der Lohn- und Einkommenssteuer vorzugehen und für beide Partner jeweils eine Einkommenshälfte heranzuziehen. Das würde die oberen Einkommensgruppen stärker belasten als die unteren.

Zur Gestaltung des Arbeitgeberbeitrags gibt es mehrere Optionen:

- Die SPD möchte die bestehende Regelung möglichst nicht ändern, d. h., die mit dem Gesundheits-Modernisierungsgesetz von 2003 eingeführte Spaltung in einen allgemeinen Beitragssatz, der paritätisch von Arbeitgebern und Versicherten getragen wird, und einen nur von den Versicherten zu leistenden Beitragssatz von 0,9 Punkten für Zahnersatz- und Lohnfortzahlungsleistungen bliebe bestehen.
- Die Grünen halten sich drei Optionen offen. Neben dem Status-quo-Modell stellen sie auch die Auszahlung des Arbeitgeberanteils an die Versicherten und die Abschaffung der paritätischen Finanzierung zur Diskussion. Die damit verbundene Erhöhung des ausgezahlten Einkommens sollte im ersten Jahr nach Abschaffung der Parität steuerfrei sein.
- Die Linke lehnt das ab. Sie plädiert für eine strikte Parität und bringt perspektivisch einen Wertschöpfungsbezug ins Gespräch, d. h. die Orientierung der Sozialversicherungsabgaben an der Wirtschaftskraft eines Unternehmens und nicht an den Löhnen und Gehältern ihrer Mitarbeiter.
- In der Diskussion befindet sich auch der Vorschlag, wie in den Niederlanden den Arbeitgeberbeitrag auf die gesamte

Lohnsumme eines Unternehmens zu beziehen. Das hätte den Charme, für diesen Teil der GKV-Finanzierung die Beitragsbemessungsgrenze faktisch abzuschaffen. Dann würden alle Gehälter, vom Vorstand bis zum Pförtner, komplett in das Solidarprinzip einbezogen.

Grundsätzlich handelt es sich bei der Gestaltung des Arbeitgeberbeitrags weniger um eine ökonomische als um eine gesellschaftspolitische Frage. Würde man den Arbeitgeberbeitrag steuerfrei an die Versicherten auszahlen, würden die Lohnkosten an sich konstant bleiben. Allerdings würden sich die Beitragssatzsteigerungen der Krankenkassen nicht mehr automatisch, sondern nur vermittelt über die Tarifverhandlungen als Lohnkostenzuwächse auswirken. Die Gewerkschaften haben ja bereits auf das Einfrieren des Arbeitgeberanteils durch Röslers GKV-Reform mit der Ankündigung reagiert, sie würden die daraus entstehenden Mehrbelastungen der Arbeitnehmer bei den Tarifverhandlungen einfordern. Arbeitgeberfunktionäre lügen sich also selbst in die Tasche, wenn sie glauben, mit einem Sinken oder gar Fortfall des Arbeitgeberanteils könnten sie Kosten sparen. Allerdings hat der Arbeitgeberbeitrag einen hohen gesellschaftspolitischen Symbolwert und nimmt zudem die Unternehmen mit in die Verantwortung für die Gesetzliche Krankenversicherung.

Die Bürgerversicherung wäre das Ende der privaten Krankenversicherungen als Vollversicherer, was nicht zwangsläufig bedeutet, dass sie damit völlig vom Markt verschwinden müssten. Alle vorliegenden Modelle wollen ihnen zumindest das Geschäft mit der Zusatzversicherung nicht nehmen. Das SPD-Modell geht noch einen Schritt weiter und eröffnet privaten Assekuranzgesellschaften die Möglichkeit, GKV-Tarife zu den gleichen Konditionen und mit Einbindung in den Risikostrukturausgleich bzw. den Gesundheitsfonds anzubie-

ten wie die AOK, die TK oder andere traditionelle Krankenkassen. In den Niederlanden ist man mit der 2006 abgeschlossenen Organisationsreform der Krankenversicherung
diesen Schritt gegangen. Die bis dahin geltende Trennung in
private und gesetzliche Krankenversicherungen wurde zugunsten eines einheitlichen Versicherungssystems aufgehoben, wobei alle Versicherungen einen privatrechtlichen
Unternehmensstatus erhielten. Dem ging allerdings ein
zwanzigjähriger Assimilationsprozess von privaten und gesetzlichen Krankenversicherungen voraus, in dem diese An-
gleichung der Unternehmensform nur der letzte Schritt war.
Auch kannte die niederländische PKV keine Kapitaldeckung,
hatte also ein völlig anderes, sehr viel einfacher mit der GKV
zu synchronisierendes Geschäftsmodell.

Wie in Kapitel 1 bereits dargestellt, gehören die Altersrückstellungen zu den Wesensmerkmalen des deutschen PKV-
Modells. Die Versicherungsunternehmen verdienen damit
zwar viel Geld, sind aber nicht die Privateigentümer dieses
Vermögens, sondern quasi Treuhänder eines Kollektiveigen-
tums ihrer Versicherten. Die zukünftige Verwendung dieses
Thesaurus ist das Kernproblem bei einer Integration der Privaten in die Gesetzliche Krankenversicherung. Dafür gibt es
jedoch Lösungen:

- Wird die PKV komplett mit allen Vollversicherten in die
  GKV integriert, müssten deren Altersrückstellungen in
  den Gesundheitsfonds überführt werden. Dies kann entweder in einem einmaligen Transfer geschehen, oder die
  Rückstellungen könnten als Kapitalstock in ein Sonder-
  vermögen umgewandelt werden, das erst in Zeiten hoher
  demographischer Belastungen zur Finanzierung herangezogen würde.
- Die politisch leichter durchsetzbare und rechtlich wohl
  auch einfachere Lösung würde darin bestehen, den Be-

standsversicherten in der Privaten Krankenversicherung zumindest ab einer bestimmten Altersgrenze ihre Versicherungsverträge nach altem Muster zu sichern und nur die neuen bzw. jüngeren Versicherten der Gesetzlichen Krankenversicherung zuzuordnen. Denkbar wäre auch die Möglichkeit einer Wahl für die bisherigen PKV-Mitglieder zwischen ihrem alten Vertrag und einer Mitgliedschaft in der Gesetzlichen Krankenversicherung. Wählen sie letztere Option, müssten ihre jeweiligen kalkulatorischen Altersrückstellungen in den Gesundheitsfonds eingehen.

- Sollte sich die Politik auch zu diesem Schritt nicht entschließen können, wäre schon die Abschaffung des Beihilfesystems und die schrittweise Überführung der Beamten in die GKV ein wichtiger Schritt in Richtung Bürgerversicherung. Sie stellen gegenwärtig 47 % der Mitglieder privater Krankenkassen. Die Perspektiven für das Geschäftsmodell der privaten Versicherer würden sich durch eine solche Maßnahme natürlich erheblich verschlechtern.

Die Behauptung der PKV-Verbandes, bereits solche Übergangsmodelle zur Bürgerversicherung seien verfassungswidrig, weil sie ihr Geschäftsmodell vernichteten und damit die freie Berufsausübung unzulässig beeinträchtigten, hat keine Substanz. Ihr steht die Rechtsprechung des Bundesverfassungsgerichts gegenüber, die dem Bund eine sehr weit gefasste Kompetenz für sozialversicherungsrechtliche Regelungen zubilligt, was auch die Einrichtung einer Volks- oder Bürgerversicherung prinzipiell umfasst. So bezeichnete das Bundesverfassungsgericht z. B. die Einführung der Pflegeversicherung als Volksversicherung schon im April 2001 als verfassungskonform. In dem wegweisenden Urteil vom 21. Juni 2009 bestätigte es diese Linie in der Ablehnung einer von den privaten Kassen angestrengten Klage gegen den von Ulla Schmidt eingeführten PKV-Basistarif (siehe Kapitel 1).

Es ist also eine rein politische Entscheidung, ob es eine Bürgerversicherung geben oder das duale System von Gesetzlicher und Privater Krankenversicherung bestehen bleiben soll. Beide Modelle sind mit dem Grundgesetz vereinbar.

Reformbaustelle 2: Versorgung auf dem Land und Aufbau integrierter Einrichtungen

Keine Frage, im internationalen Vergleich hat die medizinische Versorgung in Deutschland einen hohen Standard. Das zeigen alle einschlägigen Untersuchungen. Die Arztdichte ist hoch, die Zugangsbarrieren sind dank solidarischer Finanzierung niedrig, die praktizierenden Ärzte erhalten eine gute Aus- und Weiterbildung, die Wartezeiten sind insbesondere in der stationären Versorgung mit Blick auf benachbarte Länder relativ kurz, und auch die Patienten sind gar nicht so unzufrieden, wie es so mancher Bericht in den Medien vermuten lässt. Dennoch weist unser Gesundheitswesen Strukturmängel auf, die seit über 20 Jahren auf der Reformagenda stehen. Der im Februar 1990 der Öffentlichkeit vorgestellte Bericht der Enquête-Kommission des Bundestages zur Strukturreform der Gesetzlichen Krankenversicherung liest sich heute noch wie ein Masterplan zur Reform des Gesundheitswesens, obwohl einige seiner Postulate wie z. B. die Einführung der freien Kassenwahl und die Flankierung des Kassenwettbewerbs durch den Risikostrukturausgleich bereits umgesetzt wurden. Die Versorgungsstrukturen aber weisen im Prinzip immer noch die gleichen im Enquête-Bericht beschriebenen Defizite auf. Sie betreffen die Vernachlässigung der hausärztlichen Versorgung, das überholte Leitbild des niedergelassen Arztes in einer Einzelpraxis sowie die starre Abgrenzung von ambulanter und stationärer Versorgung. Mit diesem aus der ersten Hälfte des 20. Jahrhunderts stam-

menden System wird man die anstehenden Versorgungsprobleme nicht bewältigen können. Das gilt insbesondere für
den Ärztemangel in ländlichen Regionen, die Verzahnung
von medizinischer Behandlung und sozialer Betreuung sowie die ökonomisch verkraftbare Umsetzung des medizinischen Fortschritts.

Von einem Ärztemangel in Deutschland kann eigentlich keine Rede sein. Die Statistiken weisen seit Jahren eine kontinu-
ierlich wachsende Zahl berufstätiger Ärztinnen und Ärzte
auf. 1990 gab es insgesamt 237 750, Ende 2008 waren es
319 697. Das ist eine Steigerungsrate von mehr als einem Drittel. Dadurch sank in diesem Zeitraum die Zahl der Einwohner pro Arzt von 335 auf 257. Mangelerscheinungen sehen
anders aus. Noch nie kümmerten sich so viele Ärzte um die
Deutschen. Allerdings gibt es innerhalb unseres Landes große regionale Unterschiede in der Arztdichte. Dass die Stadtstaaten Berlin, Bremen und Hamburg im Jahr 2008 mit 178
bis 199 Einwohnern je Arzt eine weit höhere Arztdichte hatten als die Flächenländer, kann nicht überraschen. Aber auch
unter Letzteren gibt es auffallende Unterschiede. Die höchste
Arztdichte hat Bayern mit 246 Einwohnern pro Arzt, gefolgt
vom Saarland (248) und Hessen (258). Dem stehen Länder
mit einer relativ niedrigen Arztdichte wie Brandenburg (313),
Sachsen-Anhalt (301) und Niedersachsen (298) gegenüber.
Schon diese allgemeinen Verhältniszahlen weisen darauf
hin, dass zwar weder von einem Rückgang der Arztzahlen
noch von einem verbreiteten Ärztemangel gesprochen werden kann, dass es aber Regionen gibt, die rein quantitativ
schlechter versorgt sind.

Das gilt insbesondere für die ambulante Versorgung. Dort
hatten z. B. Brandenburg und Niedersachsen am 31. 12. 2008
mit 807 bzw. 744 Einwohnern je Vertragsarzt eine deutlich
geringere Versorgungsdichte als Bayern (634) oder Schles-

wig-Holstein (675). Hinzu kommt eine ungleichgewichtige Entwicklung bei den einzelnen Arztgruppen. So sank die Zahl der Hausärzte zwischen 1997 und 2007 um 2,6 %, während im selben Zeitraum die Zahl der Internisten um 72,2 %, die der Orthopäden um 14,2 % und die der Urologen um 10,4 % stieg. Kann man die wachsende Zahl von niedergelassenen Chirurgen (+ 9,7 %) noch damit erklären, dass viele chirurgische Eingriffe, die früher mit mehrtägigen Krankenhausaufenthalten verbunden waren, durch neue Operationstechniken nunmehr ambulant durchgeführt werden können, fehlt eine solche sachliche Begründung für die wachsende Zahl von Internisten oder Orthopäden. Auch der große Zuwachs an Radiologen (+ 22,7 %) lässt sich allenfalls teilweise auf den medizinischen Fortschritt zurückführen, hat aber wohl eher mit den großen Verdienstmöglichkeiten in dieser Sparte zu tun. Insgesamt zeigt das deutsche Gesundheitswesen eine deutliche Überversorgung mit ambulanten Facheärzten bei einem gleichzeitig wachsenden Mangel an Hausärzten. Stellten diese im Jahr 2000 noch 52 % der Kassenärzte, so waren es am 31. 12. 2008 nur noch 48 %.

Die regionalen und strukturellen Versorgungslücken werden die Gesundheitspolitiker in den nächsten Jahren mehr beschäftigen, als ihnen lieb sein kann. Die Beseitigung dieser Lücken ist nur mit einem komplexen, langfristig angelegten Bündel an Maßnahmen zu bewältigen, das ihnen auf mehreren Ebenen entgegensteuert. Wichtig ist z. B. ein gezielter Ausbau der Allgemeinmedizin bereits bei der Qualifizierung von Medizinern an den Universitäten und in der Weiterbildung zum Facharzt. Ferner müssen die Versorgungsstrukturen kooperativ ausgerichtet werden. Das in der ambulanten Versorgung vorherrschende System von Einzelpraxen und die strikte Aufgabentrennung von niedergelassenen Ärzten und Krankenhäusern werden den Anforderung an ein modernes, den medizinischen Fortschritt angemessen umsetzendes Versorgungssystem schon lange nicht mehr gerecht. Zudem muss die Zusammenarbeit von Ärzten und nichtärztlichen Berufen neu geordnet werden, insbesondere im Hinblick auf die Sicherstellung der Grundversorgung in ländlichen Regionen. Für die Lösung dieser Probleme sind nicht einmal große Gesetzesänderungen erforderlich. Die geltenden Bestimmungen reichen im Prinzip für entsprechende Umsteuerungen in der Organisation und der Arbeitsteilung des Gesundheitswesens aus. Woran es fehlt, sind systematisch geförderte Initiativen und Modelle zu deren Umsetzung.

Die Folge sind Versorgungslücken, die sich in den kommenden Jahren weiter zuspitzen werden. Das gilt vor allem für Ostdeutschland, wo in bestimmten Regionen fast die Hälfte der Hausärzte 60 Jahre und älter sind. Aber auch in den ländlichen Regionen westdeutscher Flächenländer, etwa im Emsland oder im Bayerischen Wald, zeichnet sich eine ähnliche Entwicklung ab. Ein Arbeitspapier von Fachbeamten aus den Gesundheitsministerien der Länder prognostizierte angesichts der rückläufigen Zahl der Hausärzte und einer durch die wachsende Zahl älterer Menschen zunehmenden Nachfrage an allgemeinmedizinischen Leistungen für das Jahr 2020 einen Fehlbedarf von ca. 15 000 Hausärzten. Es gibt also schon jetzt in zahlreichen ländlichen Regionen empfindliche Lücken in der hausärztlichen Versorgung, die noch weiter aufzureißen drohen und nicht allein mit finanziellen Anreizen wieder geschlossen werden können, auch wenn die Aufhebung der systematischen Benachteiligung von Hausärzten in der Honorarverteilung eine Grundvoraussetzung dafür ist. Deshalb ist auch die im GKV-Finanzierungsgesetz ab 2011 verfügte Einschränkung der Möglichkeiten, die Hausärzte in Selektivverträgen mit den Krankenkassen besserzustellen, ein Rückschlag.

Gerade mit der zunehmenden Spezialisierung und dem Wissensfortschritt in der Medizin wächst die Bedeutung der Allgemeinmedizin. Sie übernimmt die wichtige Funktion, die Patientenströme im zunehmend komplizierter werdenden Medizinsystem zu steuern. In Ländern wie Großbritannien, den Niederlanden oder Skandinavien hat man diese Steuerungsfunktion von Hausärzten längst erkannt. Dort weiß man auch, dass Landärzte eine hohe fachliche Qualifikation benötigen und oft einen besseren Überblick über die Entwicklung in der Medizin haben als so mancher Spezialist, der kaum über die Grenzen seiner eigenen Disziplin hinausblickt. Die Weiterbildung junger Ärztinnen und Ärzte zu Hausärzten muss deshalb systematisch gefördert und die Zahl der Weiterbildungsstellen deutlich ausgebaut werden. Das ist eine gemeinsame Aufgabe der Ärztekammern und der Länder, die keiner neuen gesetzlichen Regelung bedarf.

Komplementär zu dieser Förderung der hausärztlichen Aus- und Weiterbildung muss die Kooperation der Ärzte mit den Gesundheitsfachberufen nicht nur gestärkt, sondern teilweise ganz neu aufgebaut werden. Der Gesundheits-Sachverständigenrat hat in seinem Gutachten 2009 ausführlich dargelegt, weshalb hier angesichts eines zunehmenden Bedarfs in der Betreuung älterer Menschen eine zentrale Aufgabe der Gesundheits- und Sozialpolitik der kommenden Jahre liegt. Einer der zahlreichen bei der Auflösung des DDR-Gesundheitswesens gemachten Fehler war die ersatzlose Entfernung der Gemeindeschwestern aus dem ambulanten Versorgungssystem. Unter der Anleitung von Hausärzten erledigten sie die Hausbesuche bei weniger mobilen älteren Menschen, übernahmen Routineaufgaben wie Blutdruck- oder Blutzuckerkontrolle und prüften, ob eine ärztliche Behandlung erforderlich war. Vor allem auf dem Land werden sie schmerzlich vermisst. In Schweden ist ein solches System von qualifizierten Pflegekräften den Arztkontakten generell vorgeschaltet, was nach Angaben der OECD zu einer Frequenz von 2,7 Arztkontakten pro Bürger und Jahr geführt hat. In Deutschland liegt die Quote dagegen bei 7, einem internationalen Spitzenwert. Die ostdeutschen Länder haben mittlerweile ein Modellprojekt zur Reaktivierung der Gemeindeschwester gefördert, das sich als sehr erfolgreich erwiesen hat. Umso unverständlicher sind die Widerstände der Kassenärztlichen Vereinigungen und Krankenkassen gegen eine Übernahme dieses Modells in die Regelversorgung. Es scheint nicht auszureichen, solche sinnvollen Projekte nur als Möglichkeit in das SGB V aufzunehmen. Ohne gesetzlichen Druck, das lehrt die Erfahrung, werden die zur Selbstblockade neigenden Selbstverwaltungsorgane in der gesetzlichen Krankenversicherung nur selten von sich aus aktiv.

Mit einer Umsteuerung in der Aus- und Weiterbildung von Ärzten und der Förderung einer Kooperation mit anderen Gesundheitsberufen ist es jedoch noch lange nicht getan. Sowohl die Parzellierung der ambulanten Versorgung in niedergelassene Arztpraxen als auch die nach wie vor bestehende Trennung in Einrichtungen der ambulanten und stationären Versorgung sind zentrale Hindernisse für eine Modernisierung des deutschen Gesundheitswesens. Seit 2004 ermöglicht man nun den Aufbau medizinischer Versorgungszentren (MVZ) und tilgt damit die ordnungspolitische Erbsünde des Einigungsvertrags, der dafür sorgte, dass die Polikliniken und Ambulatorien des ehemaligen DDR-Gesundheitswesens weitgehend ersatzlos abgewickelt und die niedergelassenen Arztpraxen explizit zur Regel wurden, zumindest ansatzweise. Auch hat das Vertragsarztrechtsänderungsgesetz von 2006 das starre Kassenarztrecht flexibilisiert. Es ermöglichte die Anstellung von Ärzten in Vertragsarztpraxen, erleichterte Teilzulassungen und Eröffnungen von Zweigpraxen und ermöglichte eine gleichzeitige Tätigkeit als Vertragsarzt und als angestellter Arzt im Krankenhaus. Aber die Versorgungsprobleme in den ländlichen Regionen werden sich damit allein nicht lösen lassen. Erforderlich sind hier nach skandinavischem Vorbild regionale medizinische Versorgungszentren mit direkter Anbindung an die Hospitäler und Pflegeeinrichtungen. Als Träger kommen z. B. Krankenhäuser in den regionalen Unterzentren infrage, die mit einem differenzierten Angebot die Versorgung auch in den Dörfern sicherstellen können.

Solche Einrichtungen entstehen in ländlichen Regionen aber nicht allein durch ökonomische Anreize und patientenfreundliche Angebote. Nur in Großstädten sind sie wirtschaftlich attraktiv, wie diverse Beispiele zeigen. Dort investieren große Krankenhausunternehmen in dieses zukunftsträchtige Geschäft. Auf dem Land dagegen lässt sich nicht viel Geld machen. Auch ist es sehr schwierig, Ärzte zu finden, die ein Leben außerhalb der Stadt schätzen und auch ihre Familien davon überzeugen können. Der Aufbau von regionalen Versorgungszentren in dünn besiedelten Gegenden bedarf daher einer öffentlichen Förderung. Die Landesregierungen müssen begreifen, dass die medizinische Versorgung ebenso eine Angelegenheit der regionalen Infrastruktur ist wie der Ausbau der Verkehrswege und der Bildungseinrichtungen. Regine Hildebrandt hat in den 1990er Jahren als Gesundheits- und Sozialministerin von Brandenburg gezeigt, wie man mit gezielten Fördermaßnahmen erfolgreiche Gesundheitspolitik machen kann. Sie stellte den noch bestehenden Polikliniken mit angestellten Ärzten Kredite zu den gleichen Konditionen zur Verfügung, die damals niederlassungswilligen Ärzten geboten wurden. Dieses Geld floss nicht in einen »Fonds perdu«, sondern erwies sich als sinnvoll angelegtes Kapital, das mit Zinsen zurückgezahlt wurde. Mithilfe dieser Kredite konnten einige Polikliniken zu erfolgreichen Gesundheitszentren umgebaut werden, die heute als Vorbild für kooperative Versorgungsformen gelten können. Sie bieten nicht nur eine umfassende ambulante Versorgung, sondern haben auch nachweisbar um 10 bis 15 % niedrigere Betriebskosten als Einzelpraxen. Es spricht alles dafür, dieses Konzept zur Sicherstellung der Versorgung in dünn besiedelten Regionen zu reaktivieren. Die Politiker müssen es nur wollen.

Der Ausbau kooperativer Versorgungsformen ist aber nicht nur in ländlichen Regionen unverzichtbar. Auch in Ballungszentren werden sie wichtiger, weil sie Patienten attraktive Angebote einer integrierten haus- und fachärztlichen Versorgung machen können. Hinzu kommt, dass die nachwachsende Ärzte- oder besser gesagt Ärztinnengeneration andere Vorstellungen von ihrem Berufsleben hat als die älteren Mediziner. Das betrifft nicht nur einen kooperativen Arbeitsstil und flache Hierarchien, sondern auch das Verhältnis von Privat- und Berufsleben, die Work-Life-Balance. Vor allem die wachsende Zahl der Ärztinnen trägt dazu bei. Momentan sind gut 40 % der approbierten Mediziner Frauen. Dieser Anteil wird sich in den kommenden Jahren deutlich erhöhen, weil aktuell knapp 70 % der Absolventen eines Medizinstudiums weiblich sind. Damit erhalten familienfreundliche Arbeitszeiten und der Bedarf an Teilzeitarbeitsplätzen ein sehr viel höheres Gewicht. Das können Einzelpraxen und auch kleinere Gruppenpraxen nicht bieten. Vor diesem Hintergrund kann es sehr wohl sein, dass wir mehr Ärztinnen und Ärzte benötigen als heute, die allerdings kaum mit dem heutigen Durchschnittseinkommen rechnen können.

Reformbaustelle 3: Neuordnung der
Planungs- und Steuerungskompetenzen

Fachleute sind sich schon lange einig, dass wir die tradierte Trennung in ambulante und stationäre Versorgung überwinden müssen und integrierte Strukturen mit einer übergreifenden Bedarfsplanung benötigen. Die Enquête-Kommission zur Strukturreform der GKV forderte dies bereits Ende der 1980er Jahre, der Gesundheits-Sachverständigenrat schloss sich dieser Forderung in den 1990er und 2000er Jahren mit diversen Gutachten an. Jedoch ist die Umsetzung dieses Postulats angesichts der von den Ländern zu verantwortenden Sicherstellung der Krankenhausversorgung und der Zuständigkeit der gemeinsamen Selbstverwaltung des GKV-Systems für die ambulante ärztliche Versorgung leichter gesagt als getan. Im Folgenden möchte ich kurz erläutern, in welche Richtung dies vor dem Hintergrund der vorhandenen ordnungspolitischen Strukturen unseres Gesundheitswesens gehen kann, wobei der Teufel im Detail steckt. Es sind nämlich nicht nur unterschiedliche Entscheidungs- und Steuerungskompetenzen betroffen, sondern auch voneinander abweichende Planungsgrundlagen und Instrumentarien zur Messung des Versorgungsbedarfs. Hinzu kommt Handlungsbedarf, der sich aus den GKV-Reformen der vergangenen 20 Jahre ergeben hat. Diese haben in verschiedenen Schritten das traditionelle korporatistische Gesundheitssystem entweder ganz oder teilweise ausgehebelt, ohne dass man diesen Prozess angemessen ordnungspolitisch begleitet hätte. Das betrifft vor allem das Verhältnis der Kassenärztlichen Vereinigungen zu den Krankenkassen sowie die Beziehungen zwischen den Selbstverwaltungsorganen in der GKV und der staatlichen Aufsicht. Letztere ist außerdem mit ihrer Aufgabenteilung zwischen Bundes- und Landesbehörden an

Grenzen gestoßen, die eine Revision erfordern. Das klingt nach staubtrockenen Themen, die für den Bürger scheinbar uninteressant und daher kaum medientauglich sind. Ebendiese Dinge aber haben großen Einfluss auf die Handlungsstrukturen und politischen Verantwortlichkeiten im Gesundheitswesen. Politische Bestrebungen, diese Probleme zu lösen, bewegen sich auf konfliktreichem Terrain. Schließlich geht es um das Eigenleben gewachsener Institutionen, die nichts so sehr fürchten wie Veränderungen ihrer gewohnten Arbeitsweise. Wer sich mit Organisationssoziologie näher beschäftigt, weiß das. Schon deshalb sind kurzfristige Lösungen nicht zu erwarten. Politiker vermeiden tendenziell Themen, die allein die Akteure im Gesundheitswesen betreffen und den Bürgern schwer zu vermitteln sind, denn sie garantieren viel Ärger, ohne dass die Bürger dieses Engagement wirklich zu würdigen wissen.

Aber die Politik muss sich diesen unattraktiven Aufgaben stellen, wenn sie sich nicht selbst entmachten will. Vor allem die Länder müssen aktiv werden, weil sie den Verfassungsauftrag zur Gewährleistung einer allgemeinen Daseinsfürsorge haben, zu der zweifelsohne auch die gesundheitliche Versorgung gehört. Sie sollten nicht auf Initiativen des Bundes warten, der in diesen Fragen nicht den nötigen Problemdruck hat, um sie auf die politische Tagesordnung zu setzen. Es war daher ein Fortschritt, dass die Länder diese Fragen auf die Tagesordnung der 83. Gesundheitsministerkonferenz am 30. Juni / 1. Juli 2010 setzten. Zwar sind die dort gefassten Beschlüsse in vielen Punkten noch sehr vage, aber die Frage, wer die politische und fachliche Verantwortung für die Sicherstellung der Versorgung haben soll, steht schon mal auf der gesundheitspolitischen Agenda. Dabei geht es um drei miteinander verschränkte Problembereiche: die Bedarfsplanung der medizinischen Versorgung, die Verantwortung für deren Sicherstellung sowie die Aufsicht über die Akteure im Gesundheitswesen.

Noch am wenigsten konfliktträchtig sind die Probleme in der Bedarfsplanung der ambulanten Versorgung. Dort erstellen die Kassenärztlichen Vereinigungen im Einvernehmen mit den Krankenkassen sowie im Benehmen mit den Ländern die Bedarfspläne, d. h., die Krankenkassen haben ein Mitspracherecht, während die Länder nur informiert werden. Die Bedarfspläne legen auf Basis der vom Gemeinsamen Bundesausschuss (G-BA) erlassenen Bedarfsplanungs-Richtlinien fest, in welchen Planungsbezirken für welche Arztgruppen Über- bzw. Unterversorgung herrscht. Bei einer Überschreitung des Versorgungsgrades einer Arztgruppe in einer Planungsregion wird dieser Planungsbezirk für Neuzulassungen in der jeweiligen Arztgruppe gesperrt. Wird diese Marke um mehr als 25 % in der hausärztlichen bzw. um mehr als 50 % in der fachärztlichen Versorgung unterschritten, können die verantwortlichen Landesausschüsse der Ärzte und Krankenkassen Honorarzuschläge festlegen. Sie können auch innerhalb der Planungsbereiche einen zusätzlichen lokalen Versorgungsbedarf feststellen. In ostdeutschen KV-Bezirken wird davon bereits Gebrauch gemacht, indem teilweise die auf den Versorgungsbedarf besser zugeschnittenen Altkreise der DDR-Bezirke die Grundlagen für Entscheidungen zu Unter- oder Überversorgung bilden.

Dieses Bedarfsplanungssystem lässt aber noch immer zu wenig Spielraum für regionale Besonderheiten. In Anlehnung an das Raumordnungsmodell des Bundesamtes für Bauwesen und Raumordnung werden vier Regionstypen definiert: große Verdichtungsräume, Regionen mit Verdichtungsansätzen, ländliche Regionen sowie das Ruhrgebiet als Sonderregion. Diese Typen werden wiederum in Kernstädte, hoch verdichtete, normal verdichtete und ländliche Kreise unterteilt, denen jeweils unterschiedliche Einwohner-Arzt-Relationen in den verschiedenen Arztgruppen zugewiesen werden. Daraus haben sich vor allem zwei Fehlentwicklun-

gen ergeben: Zum Einen haben sich die kreisfreien Städte
und Landkreise als eine für die Bedarfsplanung ungeeignete
Bezugsgröße erwiesen, welche die Schieflagen in der Versorgungsdichte innerhalb ihres Gebietes nicht erfasst. In Brandenburg z. B. konzentrieren sich in den an Berlin angrenzen-
den Kreisen die Facharztpraxen auf die nahe dieser Grenze
liegenden Orte, während die Berlin ferneren Gegenden
deutlich schlechter versorgt sind. Zum Zweiten berücksichtigen die aus der Bundesraumordnung übernommenen Pla-
nungskategorien die Alters- und Morbiditätsstrukturen und
den sich daraus ergebenden Behandlungsbedarf völlig unzureichend. Das unterscheidet die Bedarfsplanung in der ambulanten von der in der stationären Versorgung, wo diese
Kriterien eine zentrale Rolle spielen. Der Gemeinsame Bundesausschuss hat zwar den gesetzlichen Auftrag erhalten, die
Bedarfsplanungsrichtlinien an Kriterien der Morbiditätsentwicklung in den Regionen neu auszurichten. Bislang hat er
jedoch noch kein umsetzbares Konzept vorlegen können.
Leider hat der Gesetzgeber es versäumt, mit einer Ersatzvor-
nahme durch den Bund für den Fall zu drohen, dass der
Bundesausschuss die vorgegebenen Fristen nicht einhält.
Aber eine Neuordnung der Bedarfsplanung in der ambulanten Versorgung ist grundsätzlich auch ohne strukturelle Veränderungen im GKV-System möglich.

Anders sieht es in der Krankenhausversorgung aus. Dort
liegt die Verantwortung für die Bedarfsplanung und die Sicherstellung der Versorgung bei den Ländern. Sie entscheiden darüber, welche Einrichtungen in den Krankenhausbedarfsplan eines Landes aufgenommen werden und dementsprechend Anspruch auf pauschale und projektbezogene
Fördermittel des Landes haben, aus denen die Investitionskosten bestritten werden sollen. Die laufenden Betriebskosten sollen über Fallpauschalen und Sonderentgelte von den

Krankenkassen gedeckt werden (siehe Kapitel 3). Die Krankenkassen dürfen ihrerseits nur Verträge mit Hochschul-
kliniken, den in den Krankenhausbedarfsplan eines Landes
aufgenommenen Krankenhäusern sowie mit Krankenhäusern abschließen, mit denen die Krankenkassenverbände einen gemeinsamen Versorgungsvertrag geschlossen haben.
Die im Rahmen zwischen den Krankenhausträgern und den
Krankenkassenverbänden vereinbarten Pflegesätze müssen
die Landesbehörden genehmigen. Soweit scheint die Sache
klar zu sein: Die Länder legen fest, welche Krankenhäuser
mit welchem Leistungsspektrum einen Anspruch haben, in
den Landeskrankenhausplan aufgenommen zu werden und
entsprechende Fördermittel zu erhalten, und die Krankenkassen tragen die laufenden Kosten dieser Häuser.

Ganz so einfach ist die Sache jedoch nicht. Zum Einen
müssen die Krankenkassen nicht mehr mit allen Plankran-
kenhäusern kontrahieren. Eine Vertragskündigung mit einem Plankrankenhaus, die von allen Krankenkassen gemeinsam ausgesprochen werden müsste, ist zwar bislang meines
Wissens noch nicht vollzogen worden, aber die Drohung
damit ist schon ein Mittel der Krankenkassen, auf die Bedarfsplanung der Länder Einfluss zu nehmen. Zum Zweiten
sind die Krankenkassen, wie ich in Kapitel 3 erläutert habe,
seit 1995 nicht mehr gezwungen, nach dem Selbstkostendeckungsprinzip die von den Krankenhäusern geforderten
Pflegesätze zu erstatten. Damit ist de facto die Sicherstellung
der Krankenhausversorgung nicht mehr allein Sache der
Länder, weil diese auf einen Konsens mit den Krankenkassen
sowohl in der Planung als auch in der Vergütung angewiesen
sind. Das wird sich spätestens nach Ablauf der bei der Einführung der diagnosebezogenen Fallpauschalen beschlossenen Konvergenzphase weiter zuspitzen. Kommt es dann in
einem Krankenhaus zu Budgetdefiziten, müssen sie vom
Träger selbst gedeckt werden, was dieser kaum auf Dauer
machen und wohl eher die Schließung ins Auge fassen wird.

Hinzu kommt der schleichende Rückzug der Länder aus der Krankenhausfinanzierung, der sich in einer je nach Land unterschiedlich ausgeprägten Verlagerung von der Einzel- zur Pauschalfinanzierung der Krankenhausinvestitionen äußert. Der Anteil der Länder an der Krankenhausfinanzierung hat sich seit 1991 von 10 % auf mittlerweile 5 % halbiert. Länder wie Nordrhein-Westfalen sind zu einer »leistungsbezogenen Investitionsfinanzierung« übergegangen, die von der im Krankenhausfinanzierungsgesetz von 1972 festgelegten Trennung von Einzel- und Pauschalförderung endgültig Abschied nimmt. Es ist nur noch eine Frage der Zeit, wann die duale Krankenhausfinanzierung von einem monistischen System abgelöst wird. Wie dieser Übergang praktisch gestaltet werden kann, haben der Gesundheits-Sachverständigenrat und andere Gutachten gezeigt.

Angesichts dieser Entwicklung wäre es perspektivlos, weiter der Schimäre einer von den Landesbehörden allein zu exekutierenden Krankenhausplanung aufzusitzen. Es wäre aber ebenso fahrlässig, diese Aufgabe dem Vertragswettbewerb unter den Krankenkassen zu überlassen. Das kann, wenn überhaupt, nur in Ballungszentren mit einem Überangebot an Krankenhausbetten einigermaßen funktionieren. Aber auch da müsste man mit einer Vernachlässigung der Grundversorgung rechnen, weil sich die Krankenhausträger eher auf die lukrativeren Bereiche der Hochleistungsmedizin konzentrieren würden. Die Landespolitik trägt die politische Verantwortung dafür, dass ein breites und bedarfsgerechtes Angebot in der stationären Versorgung für alle Regionen des Landes bereitsteht. Sie muss den allgemeinen Rahmen für die von den Krankenkassen mit Krankenhausträgern abgeschlossenen Versorgungsverträgen definieren. Das beinhaltet Richtlinien für die Versorgungsqualität ebenso wie die Festlegung von regionalen Bevölkerungsrelationen in der

Versorgungsdichte, z. B. die Zahl der Krankenhausbetten in den verschiedenen Fachrichtungen (Chirurgie, Innere Medizin usw.). Aber die Frage, mit welchen einzelnen Krankenhäusern die Krankenkassen konkret kontrahieren, um diese Vorgaben zu erfüllen, muss nicht, wie es das geltende Recht vorsieht, von den Landesbehörden bestimmt werden.

Zudem stellt sich seit Jahren die Frage, welchen Sinn die getrennten Zuständigkeiten für die ambulante und die stationäre Versorgung überhaupt noch haben. Die strikte Aufgabentrennung zwischen niedergelassenen Arztpraxen und Krankenhäusern ist angesichts der Entwicklung in der Medizin obsolet. Immer mehr Leistungen, die früher mit Krankenhausaufenthalten verbunden waren, werden heute ambulant bzw. teilstationär erbracht. Auch die Nachsorge in wichtigen Versorgungsbereichen, etwa der Onkologie, kann nur durch eine enge Kooperation zwischen den beteiligten Institutionen angemessen durchgeführt werden. Kurzum, wir brauchen eine neu gestaltete integrierte Steuerung der medizinischen Versorgung. Dafür ist eine einheitliche Datengrundlage erforderlich, die erst noch zu schaffen ist. Diese wichtige und vorrangige Aufgabe kann nur mit fachlicher Unterstützung der Versorgungsforschung gelöst werden. In einem ersten Schritt müssen die vorhandenen Daten auf eine entsprechende Eignung hin überprüft werden. Ein wesentliches Problem besteht darin, regional hinreichend differenzierte Morbiditätsdaten zu ermitteln. Dafür bieten sich zum Einen die vom Bundesversicherungsamt für den Gesundheitsfonds erhobenen Daten an. Außerdem wären die Abrechnungsdaten der gesetzlichen Krankenkassen, die Krankenhausdiagnosestatistik sowie Surveydaten wie z. B. die des Sozioökonomischen Panels (SOEP) auf ihre Verwendbarkeit hin zu überprüfen. Aus diesem Datencheck kann dann eine bundesweit einheitliche Grundlage für die regionale Versorgungsplanung erarbeitet werden. Dafür braucht es aber eine gesetzliche Regelung, auf deren Basis der Gemeinsame Bundesausschuss mit wissenschaftlicher Unterstützung in regelmäßigen Zeitabständen zu aktualisierende Kennziffern erarbeitet und Standards für die Versorgungsplanung entwickelt.

Dieser allgemeine Rahmen sollte von den mit Vertretern der Krankenhausträger erweiterten Landesausschüssen der Ärzte und Krankenkassen in Abstimmung mit den Landesbehörden entsprechend den spezifischen Bedingungen in den Regionen umgesetzt werden. Dabei kann eine bundeseinheitliche Festlegung nach Regionstypen der Bundesraumordnung entfallen. Auch sollte es dem Landesrecht vorbehalten sein, den genauen Ablauf und die Arbeitsteilung bei der Bedarfsplanung analog zu den Landeskrankenhausgesetzen zu bestimmen. Es wäre Unsinn, Stadtstaaten wie Hamburg oder Berlin das gleiche Planungsverfahren überzustülpen wie Brandenburg oder Bayern. Wichtig ist nur, dass diese regionale Autonomie an bundeseinheitliche Vorgaben zur Versorgungsqualität gebunden ist. Das gebietet schon der Verfassungsauftrag der Länder, für alle Bürger gleiche Lebenschancen zu gewährleisten. Man wird in den ländlichen Regionen zwar nie eine mit Großstädten vergleichbare Versorgungsdichte an Fachärzten oder Krankenhäusern erreichen können – das ist weder wünschenswert noch finanzierbar –, aber die medizinische Versorgung muss so organisiert werden, dass die aus den größeren Entfernungen und einer niedrigeren Bevölkerungsdichte entstehenden Versorgungsabläufe angemessen berücksichtigt werden. Das kann auf Landesebene besser entschieden werden als vom Gemeinsamen Bundesausschuss.

Die Realisierung eines solchen integrierten Konzepts stößt allerdings auf ein großes Hindernis, denn die Länder haben in der ambulanten Versorgung keine direkten Eingriffsmöglichkeiten. Sie haben zwar die Rechtsaufsicht über die Kassenärztlichen Vereinigungen, diese beschränkt sich jedoch

auf die Haushaltskontrolle und die Prüfung der Rechtmäßigkeit von deren Beschlüssen. Auch haben die Länder keinen
Einfluss auf die Vertragsabschlüsse ihrer jeweiligen Kassenärztlichen Vereinigung, schon weil sie keine Informationen
über die entsprechenden Aktivitäten der bundesweiten Ersatzkassen haben. Diese unterliegen der Aufsicht des Bun-
desversicherungsamtes. Wenn sich daher Bürger bei ihrer
Landesregierung über nicht besetzte Arztpraxen und lange
Wartezeiten beschweren, haben sie den falschen Adressaten
gewählt. Dafür sind seit 1931 die jeweiligen Kassenärztlichen
Vereinigungen und die Verbände der Krankenkassen zustän-
dig. Die KV hat gegenüber den Krankenkassen eine umfassende ambulante ärztliche Versorgung einschließlich der
Not- und Wochenenddienste in ihrem Bezirk zu gewährleisten. Das erstreckt sich auf

- die Sicherstellung einer flächendeckenden ambulanten
  ärztlichen Versorgung,
- die Kontrolle der Einhaltung der vertragsärztlichen Pflichten durch die Kassenärzte einschließlich der Verhängung
  von Disziplinarmaßnahmen,
- die Durchführung von Maßnahmen zur Qualitätssicherung und
- die Prüfung von Rechtmäßigkeit, Plausibilität und Wirtschaftlichkeit der Leistungsabrechnungen.

Dieser Sicherstellungsauftrag der Kassenärztlichen Vereinigungen steht in direktem Zusammenhang mit der von den
Krankenkassen mit »befreiender Wirkung« gezahlten Gesamtvergütung (siehe Kapitel 3). Die Kassen zahlen den Kassenärztlichen Vereinigungen eine jährliche an der Morbiditätsentwicklung orientierte Pauschalsumme und übertragen
ihnen damit die Verantwortung für eine umfassende ambulante Versorgung ihrer Versicherten. Die Kassenärztlichen
Vereinigungen wiederum verteilen das Geld nach einem von
ihnen mit den Kassen vereinbarten Honorarverteilungsver-

trag auf die niedergelassenen Ärzte. Dieses Gesamtvergü-
tungssystem wurde jedoch durch mehrere Reformen seit Ende der 1990er Jahre teilweise ausgehebelt. Die Krankenkassen
können nun diverse außerhalb der Gesamtvergütung stehende Leistungsverträge mit Kassenärzten und Krankenhäusern
abschließen. Diese Selektivverträge betreffen Modellvorha-
ben zu neuen Verfahrens-, Organisations-, Finanzierungs-
und Vergütungsformen, strukturierte Behandlungsprogramme für chronisch Kranke und Angebote zur hausärztlichen
Versorgung, in denen sich die Versicherten verpflichten, nur
von den Kassen ausgewählte Hausärzte aufzusuchen. Die damit verbundenen Leistungen werden außerhalb der Gesamtvergütung in Sonderverträgen zwischen den Kassen und den
Ärzten bzw. Arztgruppen honoriert. Hinzu kommen die
ebenfalls Schritt für Schritt erweiterten Möglichkeiten der
Krankenhäuser, über die der Kassenärztlichen Vereinigung
unterstellten Ermächtigungen hinaus an der ambulanten
Versorgung teilzunehmen (ambulantes Operieren, Leistungen im Rahmen von DMP-Modellen und hochspezialisierte
Leistungen z. B. in der Onkologie).

Für all diese Vertragsarten geht der Sicherstellungsauftrag
von der Kassenärztlichen Vereinigung auf die jeweiligen
Krankenkassen bzw. deren Verbände über. Diese Entwicklung wird insbesondere durch die seit dem GKV-Wettbewerbsstärkungsgesetz von 2007 geltende Verpflichtung der
Krankenkassen beschleunigt, ihren Versicherten hausarztzentrierte Versorgungsmodelle anzubieten und entsprechende Verträge abzuschließen. Mit dem Herauslösen dieses
zentralen Teils der ambulanten Versorgung aus der Gesamtvergütung werden nicht nur die Honorarverteilungsfunktio-
nen der Kassenärztlichen Vereinigung reduziert, sondern
auch deren Aufgaben in der Kontrolle der vertragsärztlichen
Pflichten und der Qualitätssicherung beschnitten. Damit
stellt sich die Frage, welche Aufgaben die Kassenärztlichen

Vereinigungen noch haben, wenn die Selektivverträge immer weiter ausgebaut werden. Die radikale Lösung würde darin bestehen, das gesamte KV-System aufzulösen und den Sicherstellungsauftrag allein den Krankenkassen zu übertragen, die dafür gegenüber den Aufsichtsbehörden die Garantie übernähmen. Abgesehen von den damit verbundenen organisatorischen Problemen würde ein solcher Systembruch die Kassenärzte aus ihren Verpflichtungen als Mitglieder einer Körperschaft des öffentlichen Rechts entlassen. Das hat gravierende Auswirkungen auf die Gewährleistung von Qualitätsstandards und auf das Disziplinarrecht. Es ist daher ratsam, dass die Kassenärzte weiterhin Zwangsmitglieder der Kassenärztlichen Vereinigung bleiben. Diese könnte aber unter einem gemeinsamen Verwaltungsdach in eine Hausarzt- und eine Facharzt-KV aufgeteilt werden, die beide sowohl für die Qualitäts- und Disziplinarfrage verantwortlich sind als auch für die jeweiligen nach wie vor erforderlichen Kollektivverträge zur Erfüllung von Versorgungsstandards im ambulanten Bereich. Für die Selektivverträge sind in diesem System ausschließlich die vertrageschließenden Krankenkassen verantwortlich.

Die Sicherstellung der stationären Versorgung bliebe in diesem System zwar bei den Ländern, anders als heute würden diese dann aber nicht mehr konkret über die zugelassenen Plankrankenhäuser entscheiden, sondern nur noch sicherstellen, dass den Bürgern in den Regionen des Landes eine der jeweiligen Alters- und Morbiditätsstruktur entsprechende Krankenhausversorgung zur Verfügung steht. Welche Krankenhäuser mit welchen Abteilungen dafür infrage kämen, bliebe den Krankenkassen und Krankenhausträgern überlassen. Die Verträge müssten so gestaltet sein, dass die Vorgaben der Landeskrankenhausplanung flächendeckend erfüllt würden. Andernfalls könnten die Länder deren Genehmigung verweigern, Nachbesserungen einfordern und gegebenenfalls auch durchsetzen.

Ein solches integriertes Sicherstellungssystem kann aber nur funktionieren, wenn die Landesbehörden die dafür erforderlichen Aufsichtskompetenzen haben. Diese sollten zwar nach wie vor nicht als Fachaufsicht in das operative Vertragsgeschäft eingreifen können, sondern sich auf die Rechtsaufsicht beschränken, sie müssten aber konkrete Durchgriffsrechte und Sanktionsmöglichkeiten für den Fall haben, dass die Vorgaben der Bedarfsplanung und die rechtlich festgelegten Kriterien für eine angemessene Versorgung nicht erfüllt werden. Mit dem geltenden Aufsichtsrecht, das die Funktion der Landesaufsichtsbehörden auf die Haushaltskontrolle der regionalen Krankenkassen und Kassenärztlichen Vereinigungen beschränkt, ist das jedoch nicht möglich. Außerdem führt der politisch gewollte Zentralisationsprozess bei den Krankenkassen mitsamt der Tendenz zu Selektivverträgen dazu, dass das Bundesversicherungsamt (BVA) nolens volens immer mehr Zuständigkeiten auch für die Landesebene erhält, die es gar nicht angemessen und ortsnah wahrnehmen kann. Den Ländern droht dadurch ein entscheidender Kompetenzverlust in der Wahrnehmung ihres Verfassungsauftrages bezüglich der allgemeinen Daseinsvorsorge.

Vor diesem Hintergrund gibt es eigentlich nur eine tragfähige Lösung. Die geltende Aufteilung der Zuständigkeit der Aufsichtsbehörden von Bund und Ländern nach regionalen und bundesweit operierenden Institutionen muss zugunsten einer funktionalen Arbeitsteilung geändert werden. Bereits vor Jahren hat der damalige Präsident des Bundesversicherungsamts Daubenbüchel angeregt, die Aufsicht über die Haushalte der Krankenkassen dem Bund zu übertragen, während sich die Länder um das weitgehend auf der regionalen Ebene abspielende Geschäft der Versorgungsverträge kümmern sollten. Dieser Denkanstoß wurde damals mit dem Hinweis abgewürgt, das sei ohne Grundgesetzänderung nicht möglich, und die sei politisch nicht durchsetzbar. Inhaltliche Gegenargumente gab es eigentlich nicht. Die Gesundheitsministerkonferenz der Länder sieht das mittlerweile anders und will die mit einer solchen neuen Arbeitsteilung zwischen Bund und Ländern verbundenen rechtlichen und prozessualen Probleme anpacken. Die sind lösbar, wenn man nicht die Bedenken, sondern die damit verbundenen Chancen in den Vordergrund stellt.

Ausblick

Die hier skizzierten Reformbaustellen befinden sich in der Fachwelt bereits seit Jahren in der Diskussion, wobei deren einzelne Gewerke auf unterschiedliches öffentliches Interesse stoßen. Die GKV-Finanzierung genießt schon deshalb große Aufmerksamkeit, weil sie fast alle Bürger betrifft und sich in den Gehaltsabrechnungen direkt niederschlägt. Reformen in der Organisation der Gesetzlichen Krankenversicherung und der Verwaltung des Gesundheitswesens sind schon weniger medientauglich und treiben eigentlich nur deren Insider um. Das heißt aber nicht, dass sie eine nachgeordnete Bedeutung haben. Beide Ebenen müssen immer wieder den aktuellen Entwicklungen angepasst werden, wobei die Reform ihrer Finanzierung fast schon zu einer Überlebensfrage für das solidarische System der gesetzlichen Krankenversicherung geworden ist. Das inhaltlich wie handwerklich miserabel gestaltete GKV-Finanzierungsgesetz der schwarz-gelben Koalition hat einiges von dem zerstört, was der Gesundheitsfonds mit seinem solidarischen System des Risikoausgleichs unter den Versicherten und Krankenkassen an Fortschritten gebracht hat. Wer auch immer die nächste Bundesregierung stellt, wird zunächst Reparaturarbeiten in

Gang setzen müssen, um den von Rösler & Co. angerichteten Schaden so gut es geht zu beseitigen. Das bedeutet vor allem eine Revision des Zusatzbeitrags und des Sozialausgleichs sowie die Wiedereinführung der Regel, dass der Gesundheitsfonds ohne Zusatzbeiträge mindestens 95 % der Krankenkassenausgaben abdecken muss. Nur so kann der Weg in ein unsolidarisches Kopfpauschalensystem aufgehalten und ein Fundament für weitere, dringend erforderliche Strukturreformen im Gesundheitswesen gelegt werden.

Ärgerlich an Philipp Röslers GKV-Reform ist nicht nur, dass sie die Finanzierung schwächt und das Solidaritätsprinzip aushöhlt, sondern auch, dass sie sich um Strukturprobleme der medizinischen Versorgung überhaupt nicht kümmert. Die nächste Bundesregierung wird kaum darum herumkommen, sich um die massiven Versorgungsprobleme in ländlichen Regionen und die wachsende Kluft zwischen Privat- und Kassenpatienten zu kümmern. Sie ist gut beraten, diese schwierigen Aufgaben gemeinsam mit den Ländern anzugehen, da sie ohne eine breite politische Mehrheit nicht lösbar sind. Bislang waren alle Strukturreformen der GKV, die diese Bezeichnung zumindest teilweise verdient haben und keine kurzatmigen Kostendämpfungsgesetze waren, das Ergebnis von großen Koalitionen in der Gesundheitspolitik. Röslers GKV-Reform dagegen ist ein Beispiel für die schädlichen Wirkungen einer rein parteipolitisch motivierten, auf Klientelbedienung reduzierten Politik, die im wörtlichen Sinn reaktionär ist, nämlich rückwärtsgewandt.

Anhang

Webseiten für Interessierte

Im Internet kann man sich über die in diesem Buch angesprochenen Themen und verwendeten Daten ausführlich informieren. Folgende Webseiten sind besonders zu empfeh-
len:

www.forum-gesundheitspolitik.de
Diese Webseite des Zentrums für Sozialpolitik der Universität Bremen ist eine wahre Fundgrube. Sie bietet umfassende
Informationen über gesundheitspolitische Themen und internationale Diskussionen. Die Startseite hat etliche Links,
die einen auf den jeweiligen Stand des Wissens bringen und
Verweise auf Originalquellen enthalten. Unter dem Link
»Meilensteine« findet man eine Übersicht über alle seit Mitte
des 19. Jahrhunderts zum Gesundheitswesen erlassenen größeren Gesetze und Reformvorhaben.

www.gbe-bund.de
Die Gesundheitsberichterstattung des Bundes hält alle offi-
ziellen Statistiken zum deutschen Gesundheitswesen bereit
und liefert detaillierte Reports zu speziellen Themen der Ge-
sundheitswissenschaften.

www.bmg.bund.de
Die Webseite des Bundesgesundheitsministeriums empfiehlt
sich, wenn man auf der Suche nach detaillierten Daten der
Gesetzlichen Krankenversicherung (Link »Statistik«) und
Informationen zur gesundheitspolitischen Gesetzgebung ist
(Link »Gesetze«).

www.wido.de
Das Wissenschaftliche Institut der AOK (WIdO) erhebt repräsentative Daten zum Arzneimittelmarkt (»Arzneimittel-index«), erstellt Reports über die Entwicklung der Krankenhausversorgung und führt regelmäßige repräsentative Befragungen von Versicherten durch. Die Ergebnisse können hier abgerufen werden.

www.oecd.org/deutschland
Die OECD ist die führende Adresse, wenn es um internationale Vergleiche von Gesundheitssystemen der westlichen Industrieländer und gesundheitsökonomische Fragen geht. Allerdings sind viele Datensätze und Publikationen kostenpflichtig, teilweise sehr teuer. Unter dem Link »Publikationen« kann man die PDF-Datei »Gesundheit im Überblick« (Englisch: »Health at a Glance«) kostenfrei herunterladen, die eine Zusammenstellung der wichtigsten Indikatoren zu den Gesundheitssystemen ihrer Mitgliedsländer enthält.

www.who.int/whosis/en/
Das Informationssystem WHOSIS der Weltgesundheitsorganisation WHO unterhält eine umfangreiche Datensammlung und regelmäßige Reports über die Gesundheitssysteme in aller Welt. Empfehlenswert vor allem dann, wenn es um Daten aus Asien, Afrika und Lateinamerika geht.

www.cochrane.de
Auf der Webseite des Deutschen Cochrane-Zentrums kann man Näheres über den Stand des Wissens zur evidenzbasierten Medizin erfahren.

Zum Weiterlesen

Angell, M. (2004): Der Pharma Bluff. Wie innovativ die Pharmaindustrie wirklich ist. Bonn-Bad Homburg: Kompart

Bundesregierung (2001): Bericht der Bundesregierung über die Untersuchung zu den Wirkungen des Risikostrukturausgleichs in der gesetzlichen Krankenversicherung. Download: www.bundestag.de > Dokumente > Drucksachen > Volltexte > Drucksache 14/5681

Bundesregierung (2010): Antwort der Bundesregierung auf die Kleine Anfrage Birgit Bender, Dr. Gerhard Schick, Kerstin Andreae, weiterer Abgeordneter und der Fraktion Bündnis 90/Die Grünen (zur Steuerfinanzierung des Sozialausgleichs in der GKV). Download: www.bundestag.de > Dokumente > Drucksachen > Volltexte > Drucksache 17/499

Bundesverfassungsgericht (2005): Beschluss vom 18. Juli 2005: 2 BvF 2/01 (zum Risikostrukturausgleich). Download: www.bverfg.de > Entscheidungen > Juli 2005

Cassel, D., Ebsen, I. et al (2008): Vertragswettbewerb in der GKV. Möglichkeiten und Grenzen nach der Gesundheitsreform der Großen Koalition. Bonn: WIdO

Deutscher Bundestag (Hrsg.) (1990): Endbericht der Enquête-Kommission »Strukturreform der gesetzlichen Krankenversicherung«. Download: www.bundestag.de > Dokumente > Drucksachen > Volltexte > Drucksachen > Drucksache 11/3267

Deutscher Bundestag (Hrsg.) (2002): Enquête-Kommission Demographischer Wandel (2002): Herausforderungen unserer älter werdenden Gesellschaft an den einzelnen und die Politik. Zur Sache 3/2002. Berlin: Deutscher Bundestag, Referat Öffentlichkeitsarbeit

Engelen-Kefer, U. (Hrsg.) (2004): Reformoption Bürgerversicherung. Hamburg: VSA

Greß, S., Jacobs, K. und Schulze, S. (2010): GKV-Finanzierungsreform: schwarz-gelbe Irrwege statt gezielter Problemlösungen. Gesundheits- und Sozialpolitik 64. Jg. Heft 4,16-29

Herzog-Kommission (Kommission »Soziale Sicherheit«) (2003): Bericht der Kommission »Soziale Sicherheit« zur Reform der sozialen Sicherungssysteme, hrsg. vom CDU-Parteivorstand. Download: www.cdu.de > Themen > Politik a-z > Gesundheitspolitik > Hintergrundinformationen

Holst, J. (2008): Kostenbeteiligung für Patienten – Reformansatz ohne Evidenz. Theoretische Betrachtungen und empirische Befunde. WZB Discussion Papers SP I 2008-305. Download: www.wzb.eu > Publikationen > Discussion papers Schwerpunkt I

Jacobs, K., Klauber, J. und Leinert, J. (Hrsg.) (2006): Fairer Wettbewerb oder Risikoselektion? Analysen zur gesetzlichen und privaten Krankenversicherung. Bonn: WIdO

Jacobs, K. et al. (2010): Mehr Kostenerstattung in der GKV? Auswirkungen auf Kostentransparenz und Inanspruchnahmeverhalten – Wunsch und Wirklichkeit. G+G-Wissenschaft 10. Jg. Heft 4, 17-26

Kistler, E. (2006): Die Methusalem-Lüge. Wie mit demografischen Mythen Politik gemacht wird. München-Wien: Hanser

Klemperer, D. (2010). Sozialmedizin – Public Health. Lehrbuch für Gesundheits- und Sozialberufe. Bern: Hans Huber

Lüngen, M. und Büscher, G. (2010): Anmerkungen zum geplanten Sozialausgleich in der gesetzlichen Krankenversicherung. Studien zu Gesundheit, Medizin und Gesellschaft Nr. 02/2010 vom 7.10.2010. Download: www.igke.de/SGMG

Niehoff, J.-U. und Braun, B. (2010): Handwörterbuch Sozialmedizin und Public Health, 2. Auflage. Baden-Baden: Nomos

OECD (2009): Gesundheit auf einen Blick. Download: www.oecd.org/deutschland > Publikationen > deutschsprachige Titel

Reiners, H. (2011): Mythen der Gesundheitspolitik, 2. Auflage. Bern: Huber

Rürup-Kommission (Kommission Nachhaltigkeit in der Finanzierung der sozialen Sicherungssysteme) (2004): Bericht der Kommission. Download: www.bmas.de > Unsere Themen > Soziale Sicherung > Publikationen > Art. Nr. C318

Rice, T. (2004): Stichwort: Gesundheitsökonomie. Bonn: Kompart

Sachverständigenrat zur Begutachtung im Gesundheitswesen (SVR-G) (2009): Koordination und Integration – Gesundheitsversorgung in einer Gesellschaft des längeren Lebens. Baden-Baden: Nomos. Kurzfassung als Download: www.svr-gesundheit.de > Gutachten

Schmacke, N. (2005): Wie viel Medizin verträgt der Mensch? Bonn-Bad Homburg: Kompart

Schönbach, K.-H. (2008): Reform der Ärztevergütung: Großer Kuchen, gut verteilt? Gesundheit und Gesellschaft 11. Jg. Heft 10, 29-32

Schwabe, G. und Paffrath, D. (Hrsg.) (2010): Arzneiverordnungsreport 2010. Heidelberg: Springer

Zok, K. und Schuldzinski, W. (2005): Private Zusatzleistungen in der Arztpraxis. Ergebnisse aus Patientenbefragungen. Bonn: WIdO. Download: www.wido.de > Publikationen > WIdOmonitor > Selbstzahlerleistungen

Downloads: Stand 19. 11. 2011